临床疾病护理与护理管理

韩付新 刘 允 刘士伟 程立君 马 琰 张桂香 主 编
王洁茹 李清会 张小红 邹银梅 朱观香 曾 婷 副主编

吉林科学技术出版社

图书在版编目（CIP）数据

临床疾病护理与护理管理 / 韩付新等主编. -- 长春 : 吉林科学技术出版社, 2024. 5. -- ISBN 978-7-5744-1371-9

Ⅰ. R47

中国国家版本馆 CIP 数据核字第 2024L51G38 号

临床疾病护理与护理管理

Linchuang Jibing Huli Yu Huli Guanli

主　　编　韩付新　刘允　刘士伟　程立君　马琰　张桂香
出 版 人　宛　霞
责任编辑　钟金女
封面设计　王　佳
制　　版　王　佳
幅面尺寸　185mm×260mm
开　　本　16
字　　数　150 千字
印　　张　11.25
印　　数　1-1500 册
版　　次　2024 年 5 月第 1 版
印　　次　2024 年 12 月第 1 次印刷

出　　版　吉林科学技术出版社
发　　行　吉林科学技术出版社
地　　址　长春市南关区福祉大路 5788 号出版大厦 A 座
邮　　编　130118
发行部电话/传真　0431—81629529　81629530　81629531
81629532　81629533　81629534
储运部电话　0431-86059116
编辑部电话　0431-81629510
印　　刷　三河市嵩川印刷有限公司

书　　号　ISBN 978-7-5744-1371-9
定　　价　68.00 元

临床疾病护理与护理管理

编委会

主　编

韩付新　聊城市人民医院

刘　允　单县中心医院

刘士伟　邹城市人民医院

程立君　青岛大学附属山东省妇幼保健院

马　琰　临邑县人民医院

张桂香　济南市济阳区人民医院

副主编

王洁茹　常州市中医医院

李清会　菏泽市第六人民医院

张小红　重庆市长寿区人民医院

邹银梅　江西省赣州市石城县人民医院

朱观香　于都县人民医院

曾　婷　江西省赣州市于都县人民医院

前　言

本书从实践出发，理论联系实际，通篇介绍了疾病的护理和护理管理相关内容，具有实用、简明、内容详尽且新颖等特点。全文讲述了护理伦理、内科疾病护理、妇产科护理等内容，反映了现代临床护理的新进展，并体现了整体护理的精神，对临床护理工作有着重要的指导意义。同时阐述了护理管理相关内容，护理管理是医院管理的重要组成部分，它既具有一般管理的共性，又具有专业管理的个性。有助于临床护理人员培养良好的思维判断能力，可供临床护士、实习生、进修生及护校学生使用。

目　录

CONTENTS

第一章　护理伦理

第一节　基本概念

一、道德与伦理

医学伦理学以医学领域中的道德现象和道德关系为自己的研究对象。中国古代的“道德”一词，主要指人与人之间的行为原则和规范的总和，也指个人的道德行为、思想品质和修养境界。西方的“道德（morals）”一词最早起源于拉丁文的“molalis”，其单数“mos”指个人的性格和品性，复数“mores”指风俗和习惯。在近代汉语中，“伦理”引申为习俗、品性、思想等。西方的“伦理（ethics）”一词源自希腊语“ethos”，是一种有关“辨别对与错的行为素养”。尽管伦理和道德的词源、含义不尽相同，但它们是相通的。

二、护理道德与护理伦理

护理道德是社会一般道德在护理实践领域中的特殊体现，是护理人员在护理领域内处理各种道德关系的职业意识和行为规范。

护理伦理（nursing ethics）是制约护理行为的一系列道德原则，包括护理人员与患者、患者家属、医护同人，以及整个社会的关系，它也用来制约医疗行业的道德义务。护理伦理是护理专业人员的专业伦理（professional ethics），是社会舆论要求护理专业人员必须遵守的职业道德。

每个行业都有自己的职业道德和伦理，护理是以治病救人为目的的社会活动，其服务对象是人，因此，研究护理道德和护理伦理有着更重要的意义。

护理道德与护理伦理既有区别又有联系。护理道德是护理伦理的基础。护理伦理是护理道德的系统化与理论化，并且它反过来又促进护理道德的良好形成与发展。因此，护理伦理学又是研究护理道德关系的一门学科。护理伦理学的研究对象包括：护理人员与患者及患者家属之间的关系，护理人员之间、护理人员与其他医务人员之间的关系，护理人员与护理学科发展之间的关系。

第二节 相关理论

生命论、义务论、功利论和美德论都是护理伦理理论的重要组成部分。所不同的是，生命论是从人的生命价值定位，而义务论、功利论和美德论则从精神层面彰显人生命的主观诉求。义务论和功利论着眼于行为的善恶，而美德论强调的不只是行为，还着眼于行为的动机，即遵循道德准则行动的人。生命论、功利论与义务论解决我们应该做什么的问题，美德论则是解决我们应该成为什么样性质的人的问题。

护理美德论是指护理人员在工作中应具备的职业道德品格，主要内容包括护理人员的护理道德认知与观念、护理道德意识和信念等。护理美德论的具体内容有护理同情、善良、仁爱，护理关怀和帮助，护理勤奋与公正、诚实、谦和、果断、信用等护理道德素质。美德论适用于对护理学生专业精神的培养，更适合作为护理学生教学中道德教育的理论基础。当其他利益与严肃的道德规范发生碰撞时，只有潜移默化的道德教育，才能使天平倾向于道德规范。道德教育最适当的时机就在于护理人员学历教育阶段，一旦将这种道德德行内化为一个人的品性，那么无论护理人员的专业技能和理论水平上升到什么层次，公众的利益都会得到保护。

第三节 护理道德的基本原则、规范和范畴

护理道德的基本原则、规范和范畴是护理伦理学研究的重点对象与核心内容。其基本原则与规范是指导护理行为的准则。

一、护理道德的基本原则

护理道德的基本原则是指护理人员在护理工作中处理人与人之间、人与社会之间关系时所应遵循的根本指导原则，它统率护理道德规范和范畴，是衡量护理人员道德水平的最高道德标准。

1981 年，全国第一届医学伦理学学术会议上确立了社会主义医学道德的基本原则：“救死扶伤，防病治病，实行社会主义人道主义，全心全意为人民的健康服务。”护理是医学的一部分，医学道德的基本原则自然也适用于护理。

1989 年，由比彻姆（Beauchamp）和查尔瑞斯（Childress）在生物医学伦理学原则（Principles of Biomedical Ethics）一书中提出的“四原则”：自主原则（the principle of respect for autonomy）、公正原则（the principle of justice）、有益原则（the principle of beneficence）、不伤害原则（the principle of non-maleficence）已被国际上广泛认可，并应用于医学及护理伦理领域。

二、护理道德的基本规范

护理道德规范是护理人员在实践过程中应遵循的行为准则，是协调护理人员与患者、其他医务人员及社会之间关系的行为标准，也是评价护理人员职业道德的具体标准。国际护士协会在 1953 年 7 月国际护士大会上通过的《护士伦理学国际法》就是国际性的护理人员道德规范。我国卫生部 1981 年 10 月 8 日颁发的《医院工作人员守则》及 1988 年 12 月 15 日颁发的《医务人员医德规范及实施办法》也提出了护理人员的道德规范。护理道德规范主要表现在以下六个方面。

1.爱岗敬业、自尊自强

护理职业是一项平凡而又崇高的事业。护理人员只有热爱护理职业，不断深化对护理工作内涵的认识，才能更好地为社会人群服务。

护理工作在社会中承担着重要的角色，它关系到社会的发展、民族的繁衍和人民群众的身心健康，护理人员应该充分认识到自己的职业价值，并敬重自己的职业。

随着传统的以“疾病”为中心的生物医学模式转变为以“人”为中心的现代医学模式，护理学的内涵得到了进一步地提升，作用也越来越凸显出来，护理人员不仅是护理活动的执行者，还是健康教育者、健康协调者、健康咨询者及患者利益的维护者。护理人员应视患者为整体，从身体和心理上关心爱护患者。这就要求护理工作者不仅具备扎实的护理基本知识、理论和技能，而且需要学习护理伦理学、护理心理学、美学及社会学等相关学科的知识，同时，护理人员还应具备良好的沟通和表达能力，从而为患者提供优质护理服务。

2.尊重患者、关心患者

尊重患者，爱护关心患者是护理人员最基本的道德要求，护理人员应把救死扶伤、防病治病，全心全意为患者服务作为自己的最高职责。

首先，要尊重患者。尊重患者即尊重患者的生命价值，尊重患者的人格和权利。人的生命价值是由其生命质量决定的，护理人员在工作过程中必须努力提高患者的生命质量，无论从生理还是心理上，都应该采取最佳的措施，减轻患者的痛苦，使他们更有勇气面对困难、战胜疾病，从而更好地回归社会。患者的权利，包括平等的医护权利、知情同意的权利、要求保守秘密的权利等，护理人员应对患者一视同仁，无论贫富地位、远近亲疏，都应以诚相待；在医疗护理中，对于患者的隐私，护理人员应负有保守秘密的义务，绝不能随意泄露或当众议论。护理人员应充分尊重患者的以上权利，成为患者权利的忠实维护者，这也是建立良好护患关系的前提。

其次，要关心体贴患者。护理人员应适当地移情，设身处地地体谅患者患病的痛苦，看病的艰难和治疗带来的一系列身体和心理的伤害和打击，以最优的服务态度和技术为患者提供治疗和护理。南丁格尔曾说过：“护士必须有一颗同情的心。”护理人员只有真正地走进患者的心里，与患者产生共鸣，才能更好地为患者服务。

3.认真负责、技术求精

以患者为中心，一切为了患者的利益是护理工作的出发点与归宿，护理工作直接关系到患者的安危，容不得半点疏忽。在道德要求上：护理人员必须以高度的责任心对待工作，谨慎细心，严格执行“三查七对”，严防各种差错事故；严格遵守护理的各项规章制度和操作流程；严密实施各项护理操作，做到及时准确。同时，护理人员还应培养敏锐的观察能力，及时发现患者病情变化并报告医生解决问题。护理人员还应有批判性的思维，辩证地执行医嘱，这也是对患者认真负责的一种表现。

精湛的护理技术也是对护理人员职业道德的基本要求，护理人员应在保证不增加患者痛苦的基础上，熟练掌握各项护理技术操作，不断积累经验，从而更快捷高效地完成护理工作。随着现代医疗和护理的不断发展，许多医学诊断治疗新技术的应用，康复医学、社区护理和家庭病房的兴起，护理工作的内容和范围也在不断地扩大，护理人员在这种医疗大环境下更应该不断地学习，完善相关的知识结构，自我提高，从而适应社会的发展，满足患者的需要。

4.热忱服务、乐于奉献

护理的本质就是照顾，在护理实践过程中满足患者的各种需要，热忱服务正是这一本质的具体体现。护理人员应全心全意为患者服务，在生活上悉心照料，在治疗上以精湛的技术为患者提供服务，在心理上给予患者最大的安慰。特别是对待老年患者、危重症患者、婴幼儿患者、精神病患者，应给予更多的关心和照顾，要耐心解释、细心观察患者的病情变化和心理反应，及时发现问题，解决问题。

在提倡文明服务的今天，护理人员还应发扬乐于奉献的精神，把解决患者的痛苦放在首位，不怕脏、不怕累，不辞辛苦，不厌其烦，全心全意为患者的健康服务。

5.举止端庄、言语文明

护士是白衣天使，是美的化身，这是社会给予护理人员的高度肯定。护理人员的言行举止是体现护理道德的主要途径，端庄的举止，文明的用语是拉近护患关系的重要桥梁。

端庄的举止要求护理人员在上班时衣帽整齐，精神饱满，态度和蔼，不勾肩搭背，不打闹，遇到同事或熟悉的患者要主动礼节性示意或问候。护士站、坐、行要稳重、端庄、大方、优美。仪容上应自然大方，切忌浓妆艳抹，不宜涂染指甲，也不宜佩戴耳环、戒指或手镯等首饰。

文明的用语有利于护患之间的交流沟通，并且可以对大脑皮质起保护作用，使患者机体减少潜能的消耗并增强防御能力，因此，护理人员应针对不同的患者、根据不同的场合和不同的情景，采用不同的语言，使患者感到亲切和愉快。

6.互尊互学、团结协作

随着现代医学的发展，护理工作与其他部门的联系也越来越紧密，如行政管理和后勤保障部门等，这就要求护理人员除了和患者及患者家属建立良好的护患关系，还应与医务人员、管理人员、实验技术人员等建立良好的合作关系，在工作中应相互尊重、相互理解和支持、密切配合、协调一致。在护理人员之间，大家既是同事又是姐妹，更应该相互尊重、相互关心，营造一个和谐的、温馨的工作氛围，从而为护理质量的提高和护理人才的健康发展创造有利条件。

三、护理道德的范畴

范畴（category）是构成一门学科的基本概念。在哲学中，范畴是指在实践基础上，人们对客观事物和客观现象的本质属性及其关系的概括和反映。护理道德范畴就是对护理道德的本质属性及关系的概括和反映。护理道德原则和规范是护理道德范畴的基础，决定了范畴的内容和范围；同时范畴又反映和体现了原则和规范的内涵要求。范畴是原则和规范的细化和个体化，原则和规范通过范畴发挥作用。如果说原则和规范是对护理人员道德的外在约束，那么范畴就是护理人员的内在自我约束与道德愿望。护理道德范畴的内容有以下六方面。

1.权利

患者的权利是指作为一个患者“角色”，应该得以行使的权力和应享受的利益。尊重患者的权利是护理道德的重要基础之一。患者的权利主要有以下几点。

（1）平等享有医疗护理的权利。《中华人民共和国民法通则》中规定：“公民享有生命健康权。”求生存健康的愿望是每个人的基本权利。一旦人的生命和健康受到了疾病的威胁，患者有权继续生存，有权获得医疗和护理救助，任何医务人员不得拒绝患者的求医要求。另外，任何人享受医疗护理的权利是平等的。唐代孙思邈曾言：“若有疾厄来求救者，不得问其贵贱贫富，长幼妍媸，怨亲善友，华夷愚智，普同一等，皆如至亲之想。”

因此，医务人员对待患者应一视同仁，保证医疗权利人人平等。

（2）知情同意的权利。在医疗护理过程中，患者有获得关于自己疾病的病因、严重程度、治疗护理措施等情况的权利。对患者进行侵入性的或存在风险的操作前必须征得患者和患者家属的同意，并签字。患者也有提出医疗护理意见并得到答复，以及要求解释医疗费用等监督医疗护理过程的权利。

此外，患者还有要求医护人员为自己隐私和病情保密的权利，以及因病免除一定社会责任和义务的权利。

2.义务

义务是指个人对社会、对他人应尽的责任。在伦理学上，义务与责任、职责、使命是同等意义的。

护理道德的义务范畴，指的是护理人员在其职业活动中，对患者、对医护同人、对社会应尽的责任，它是依靠人们内心的信念、习惯、意志自觉地履行，没有明显的强制作用。同时，护理道德中的义务总是以或多或少的自我牺牲为前提的。

护理道德的义务要求主要有：第一，热爱护理工作，忠于护理事业；第二，防病治病，认真为患者进行医疗护理；第三，为患者进行医疗护理服务应以不讲有无代价、有无报偿为前提；第四，把对患者个人尽义务同对社会尽义务统一起来。

3.良心

良心是指人们对是非、善恶、荣辱、美丑的内心深刻认识和感受，是对所负道德责任的内心感知和行为的自我评价和自我意识，它具有稳定性和自觉性的特点，并且良心是人们道德的“自我法庭”，人们在选择和评价自己的行为时受着良心的指导。

护理人员的良心，是护理人员在履行对患者和对社会的义务过程中形成的道德责任的自觉认识和自我评价能力，它要求护理人员在任何情况下，都要忠实于患者，在工作中一丝不苟，具有慎独的精神；良心还要求护理人员忠实于护理事业，具有为事业献身的精神；同时，道德良心还要求护理人员忠实于社会，不收取患者的任何礼品，不受贿，自觉维护白衣天使的美好形象。

4.情感

情感是人们内心世界的自然流露，是人们对客观事物和周围环境的一种感受反应和态度体验，它是心理学和伦理学的重要范畴。道德情感是指在一定的社会条件下，人们根据社会道德原则和规范，去感知、去评价个人和他人行为时的态度。

护理道德情感的基本内容有三点：第一是同情心。护理人员应有扶危济困的同情心，对患者的不幸和痛苦产生共鸣，真正理解患者，从而对他们的愿望和要求给予大力支持和热情帮助。第二是责任感，这是高层次的情感内容。护理人员应把护理工作看作是自己应该履行的崇高职责，并升华成一种道德情感，从而全身心地投入护理工作中去。第三是理智感，指的是护理人员对患者的情感是建立在理智和科学的基础上。对患者的关心、照顾必须是在医学科学允许的范围内进行，对患者不合理的要求不迁就，不徇私情。

5.审慎

审慎即周密而谨慎。护理道德中的审慎是指护理人员在医疗护理行为前的周密思考与行为过程中的谨慎、认真、细心的一种道德作风。审慎是护理人员对患者和对社会的义务感、责任感、同情心的总体表现。

护理审慎的要求有三个方面：第一，护理诊断要审慎。护理人员在接触患者的过程中，应详细了解患者的病情，仔细全面地收集资料，通过周密的分析和思考对患者作出正确的诊断。第二，护理语言要审慎。护理人员的语言要求是小心、严密、准确，护理人员通过语言可以向患者传递健康知识，安慰鼓励患者，从而使患者树立战胜疾病的信心。护理人员不应对患者言语粗鲁，这是不负责任的表现。第三，护理技术操作要审慎。护理人员是通过一系列的护理技术操作向患者提供护理服务的，护理人员在操作上应该不断地积累经验，提高技术操作水平。随着医学的进步和发展，越来越多的高精仪器应用于临床，护理人员应该不断地学习，刻苦钻研，秉着严谨、认真负责的态度，为患者提供高效的、高质量的护理服务。

6.荣誉

荣誉是同义务密切联系的道德范畴，指人们履行了社会义务之后，受到道德上的表扬、奖励和赞许。

护理人员的荣誉是指为患者身心健康贡献自己的智慧和力量并得到社会的公认和赞扬，个人也得到了良心上的满足和自我内心的欣慰。

树立护理道德荣誉观的基本要求有三个方面：第一，以患者为中心，为患者、为社会服务，是护理人员衡量荣誉的标准。护理人员应该把患者的利益和社会的利益放在第一位，对他人服务越多，贡献越大，从而获得的荣誉也就越大。第二，正确处理个人荣誉与集体荣誉的关系。护理人员应把个人荣誉归功于集体，把个人荣誉看作是集体对自己的鼓励和鞭策。第三，在荣誉面前应该谦逊。

第四节　护理人际关系伦理

一、护患关系中的道德

1.护患关系的基本内容

护患关系是在特定的条件下，护理人员通过医疗、护理等活动与患者建立起一定联系的人际关系。狭义的护患关系是指护理人员与患者的关系；广义的护患关系是指护理人员与患者及其家属、陪护人、监护人的关系。护患关系中的道德是指协调护患关系所应遵循的行为准则和要求，它是护理关系中最重要的内容。护患关系内容可归纳为技术与非技术两方面。

护患关系中的技术交往是指在实际护理措施的决定和实施当中，护理人员和患者的相互关系，如护士给患者打针、发药、换药等。在这种技术关系中，护理人员通常是专业的，有一定医学知识和技能的，占有主动地位的内行，而患者多半是缺乏医学知识和技能的外行，处于相对被动的地位。技术关系极为重要，它是非技术关系的基础。

非技术关系是指护患双方由于社会的、心理的、教育的、经济的等多种因素的影响，在实施医学技术过程中所形成的道德、利益、法律、价值等多种内容的关系。

（1）道德关系：道德关系是非技术关系中最重要的内容。在护理实践当中，虽然护理人员和患者双方所处的地位、环境、利益及文化教育、道德修养不同，可能在治疗上存在一定的矛盾，但双方都应该尊重对方的人格、权力和利益，以一定的道德规范约束自身的行为。

（2）利益关系：利益关系指护患双方在相互关心的基础上发生的物质和精神利益方面的关系。护理人员的利益主要表现在两个方面：一是护理人员在为患者服务中消耗的脑力劳动和体力劳动而得到的补偿，如工资等经济利益；二是护理人员通过对患者的服务而逐渐积累的经验和技能。患者的利益主要表现在支付了医药费的同时，满足了其解除病痛、恢复健康的需求。

（3）法律关系：护理人员从事护理活动和患者就医都受到法律的保护。对于患者而言，其得到合理诊治等权利受到侵犯，且造成一定不良后果的，患者或其家属有权诉诸法律以维护自身权益。同样，对于护理人员而言，在护理活动中如果受到患者或其家属的辱骂、殴打等，法律会对其当事人进行制裁。

（4）价值关系：价值关系是容易被人们忽视的一种关系。护患双方在治疗护理过程中相互影响、相互作用，都体现了为实现人的价值而作出的努力。护理人员运用自身的知识和技能为患者提供医疗服务，减轻患者的痛苦，从而体现了护理人员的个人社会价值。而患者在恢复了健康重返社会的同时，也实现了个人的社会价值。

2.护患关系的三种模式

护患关系的模式是在护理人员与患者的接触中产生出来的，是根据患者的需要提出来的。1976 年，美国学者萨斯（Szasy）和荷伦德（Hollander）提出了医患关系的三种模式，这种医患关系模式也同样适用于护理关系。护患关系一般来说有以下三种模式。

（1）主动-被动型是护患关系中最古老的方式。护理人员对患者的护理处于主动的主导地位，而患者则处于完全被动的、接受的从属地位。这种模式对处于危重休克、昏迷、失去知觉和意识障碍的患者，以及婴幼儿等某些难以表达自己主观意志的患者，无疑是适用的。但对于大多数有清醒的自主意识的患者来说，就不应忽视患者的主观能动作用，反而应鼓励患者参与进来，鼓励患者表达自己的意志和想法。在现代医疗护理中，一般不采用此种模式。

（2）指导-合作型模式在护患关系中普遍存在。这种模式认为护患双方在护理活动中都具有主动性。患者的主动性是以执行护士的意志为基础，护士的权威在护患关系中仍然是决定性的作用，但患者可以充分表达自己的意志和需要，同时对治疗效果提供多种信息。在这种模式下，护患关系比较融洽，有利于提高诊治效果。比起主动-被动型的护患关系模式，指导-合作型护患关系模式前进了一大步，值得提倡和推广。

（3）共同参与型模式指出护患关系是双向的，在医疗、护理的过程中，护理人员与患者具有大致同等的主动性和权利，共同参与护理措施的决策与实施。此时，患者可向医护人员表达自己的治疗效果，从而进一步帮助医护人员做出正确的诊治，提高诊断的准确性、预见性和治疗的有效性，对改善护患关系也会起到积极的作用。因此，我们应该大力提倡这种平等合作的护患关系。此种模式多适用于长期慢性病患者和受过良好教育的患者，对于有意识障碍或难以表达自己主观意志的患者显然是不适用的。

3.护患关系中的道德要求

护患关系的道德作用在于协调护理人员与患者的关系，建立指导—合作型、共同参与型模式，从而提高护理质量。良好的护患关系道德不仅能调动患者的积极性和争取患者的合作，而且能直接影响患者的心情和应激状态，使患者从不良的心理状态转化为良好的心理状态，从而提高治疗效果。因此。在护患关系中对护士提出应有的道德要求，提高护士的道德责任是十分必要的。

（1）尊重与爱护患者：这是护患关系道德最基本的道德要求。护理人员与患者接触最多，交往机会也最多，护士的行为举止和态度无论是在身体上还是心理上都会对患者产生深刻的影响，而尊重爱护患者无疑是对患者精神和心理上最大的鼓舞。

①尊重患者的人格：在任何情况下，护理人员都应尊重患者的人格，不应侮辱诋毁患者，不能乘人之危追求个人不道德的目的。

②要尊重患者的生命价值：生命对每个人来说只有一次，护理人员应该充分地尊重患

者的生命价值。无论患者的疾病轻重，有无传染性，还是预后好坏，护理人员都应认真负责，不能有半点懈怠。

③尊重患者的权利：护理人员应该尊重患者的各项权利，包括平等的医疗护理权利、知情同意的权利、获得有关医疗信息的权利、保守个人秘密的权利和因病免除一定社会责任和义务的权利，时刻牢记自己是患者权利的忠实维护者。

（2）同情与关心患者：护理工作创始人南丁格尔曾提出一条原则：“护理要从人道主义出发，着眼于病人。”疾病给患者带来了极大的痛苦，身体和心理受到双重打击，护理人员应同情关心患者，用温暖的语言和行动给患者一点慰藉，鼓励患者，增强患者战胜疾病的信心，对患者给予无微不至的照顾，全心全意地服务于患者。

（3）精心与热忱服务：护理人员应该同时具备良好的思想道德素质和精湛的技术及相关的学科知识，才能为患者提供优质的护理服务。护理人员要始终饱含热情，以认真负责的工作态度，一丝不苟，不怕脏、不怕累，热情主动地服务于患者。

（4）积极为患者做好健康指导：随着社会的发展和人类的不断进步，人们对健康的需求越来越多，从而赋予了护理人员更多的责任，使护理工作的内容在不断地扩大，其中，健康指导越来越受到人们的重视。护理人员对患者的健康指导主要有以下三种。

①常规指导：即患者初入院时，护理人员应该热情地接待患者，并做好入院环境介绍、作息制度等各项指导，使患者有宾至如归的感觉。

②疾病指导：即护理人员针对患者的疾病对患者进行一系列的健康教育，包括疾病知识，如疾病的发生发展、自我病情监测及用药知识等。

③心理指导：即护理人员对患者在住院期间存在的心理问题，运用心理学的相关知识，对患者进行疏导，从而排除患者各种消极情绪，以便病情向积极的方向发展。

4.护理人员与患者家属关系的道德要求

护理人员除了与患者有着紧密的联系外，与患者家属也有着一定的间接联系。护理人员与患者家属是团结协作的关系，在患者住院期间共同协助患者，为患者服务。患者家属通常对患者的疾病情况和心理状态比较了解，护理人员可以通过患者家属间接了解患者病情。处理与患者家属关系的道德要求有以下几方面。

（1）尊重：护理人员在尊重患者的同时应该尊重患者家属。护理人员面对患者家属的担心、焦虑及对治疗的疑问，应耐心地指导和解释。对患者家属提出的合理要求，应该尽量满足。如果因条件受限而不能满足患者家属的需求，那么护理人员也应做好解释工作，而不是一味地否定或置之不理，态度冷漠。

（2）知情：患者家属有权知道患者的病情，护理人员应对患者家属适当地介绍患者所患疾病的情况，如患者的病情、治疗、护理、预后等，以求得到患者家属的配合，共同提高治疗和护理效果。

（3）宽慰：患者家属是患者至亲的人，面对患者的疾病，看着自己的亲人遭受痛苦，患者家属难免情绪低落，焦虑不安。护理人员在密切观察患者病情变化的同时，应留意患者家属的心理状态，及时进行干预，这对患者的心理也会产生间接的积极影响。若遇到不幸失去亲人的家属，护理人员更应该表示同情，并尽量宽慰家属。

（4）虚心：在患者住院期间，护士与患者、患者家属接触最多，对于患者家属提出的一些意见，护理人员应虚心听取，有的意见对患者的治疗极有价值，有的意见可能会避免一些医疗事故的出现。同时护理人员应主动向患者家属征求意见，不断提高护理质量。

二、护士与其他医务人员之间的道德关系

在整个医疗护理过程中，护理人员除了要搞好护患关系，还必须围绕护患关系搞好医护关系，医务人员之间必须加强合作，同心同德、相互支持才能有利于提高诊治水平和护理质量。

1.护士与医生之间的道德关系

医生和护士是与疾病做斗争的同盟军，他们之间的配合是最多也是最紧密的。两者在医疗中是完全平等的，只是社会分工不同而已。医生主管诊断和制定治疗方案。护士负责执行医嘱，观察患者病情，为患者提供护理服务，但他们又有着不可分割的联系，医生与护士必须紧密配合，相互协作才能达到最佳的诊疗效果。医护关系的道德原则有以下几方面。

（1）要相互尊重和信任：医护之间的平等性是指双方要充分认识对方的工作职责和作

用，承认对方工作的独立性和重要性。医生不应轻视护士在诊疗中的作用，不应认为护士就是简单地执行医嘱。护士在治疗过程中，接触患者的机会最多，对患者的病情比较了解，通过细致的观察，护理人员还能及时发现问题，特别是患者的病情变化及治疗用药效果。医生应该充分信任护士，重视护士提出的疑问和合理意见。及时地修改治疗方案。同时，护士也要尊重医生，主动协助医生工作，认真执行医嘱。

（2）要相互协作和谅解：医护之间的相互协作有利于高质量地完成诊疗工作。医护人员在制定各自的诊疗护理方案时，都应考虑对方的情况，多替对方排忧解难。对彼此出现的一些差错，要善意地指出，而不能袖手旁观，相互责备。对于疑难病例的讨论，医生护士都应参加。这是一个相互学习的过程，同时有利于更加全面地掌握患者的病情。

（3）要相互制约和监督：维护患者利益是医护关系最重要的道德原则，医生护士要共同努力保护患者的生命安全，严防差错事故。在诊疗活动中，医生护士应相互制约和监督，坚持批评与自我批评，纠正不良的医疗行为和作风。

2.护士与护士之间的道德关系

护理人员之间建立良好的护际关系是圆满完成护理任务、提高护理质量的基础。护士之间是同事、同志和姐妹，在工作中应该相互尊重、相互帮助、密切配合、团结一致，发挥团队协作精神；在学习上应相互鼓励、交流经验共同提高护理质量，低年资的护士应主动虚心向高年资的护士学习，学习她们宝贵的护理临床经验和熟练的护理技术，高年资的护士应给低年资的护士树立良好的榜样，对工作认真负责，并应关心、爱护、体贴年轻护士，多鼓励肯定她们的工作；在生活中要相互关心、真诚相处。只有这样，才能形成一种良好的工作氛围，利于稳定护理团队，让护士在辛苦工作的同时能感到一丝温暖。

3.护士与医技科室人员之间的道德关系

护士与医技科室人员之间的关系也是平等团结协作的关系。护理人员应该熟悉各医技科室的工作特点和规律，相互配合、相互支持，为临床提供及时、准确的诊疗依据。遇到有疑问时，护理人员应主动沟通联系，把问题澄清，而不应让患者跑来跑去。

4.护士与行政、后勤人员之间的道德关系

现代医院管理已由经验化走向了科学化、系统化、信息化。医疗技术设备要不断更新，客观形势要求行政管理人员、后勤工作人员要把医疗任务放在首要位置，协调好各类医务人员之间的关系。

护理人员要客观反映临床一线的需要，要求行政人员解决实际问题，同时要充分理解行政人员的压力和难处，大力支持他们的工作。遇到有矛盾的地方要友好协商，相互尊重，相互理解，以最佳的方式解决问题。

对待后勤人员，护理人员要尊重他们的劳动。后勤工作是医院工作顺利、有序开展的重要支持，它负责物资仪器设备、生活设施的提供和维修，也是护理工作有效运转的重要保证。护理人员应充分认识到他们工作的重要性，尊重后勤人员，尊重后勤人员的劳动成果，遇到问题及时与他们取得联系，并支持他们工作的顺利完成。同时，后勤人员也应当树立为患者和工作人员、为医院全心全意服务的思想，保证后勤工作有效完成。

第二章　呼吸内科护理

第一节　呼吸衰竭

呼吸衰竭简称呼衰，是指各种原因引起的肺通气和（或）换气功能严重障碍，以致在静息状态下也不能维持足够的气体交换，导致低氧血症伴（或不伴）高碳酸血症，从而引起一系列病理生理改变和相应临床表现的综合征。

一、病因与发病机制

（一）常见的病因

气道阻塞性病变、肺组织病变、肺血管疾病、胸廓与胸膜病变、神经肌肉病变等导致低氧血症和高碳酸血症。

（二）呼吸衰竭对机体的影响

呼吸衰竭时发生的低氧血症和高碳酸血症，通常先引起各系统器官的功能和代谢发生一系列代偿适应反应，以改善组织的供氧，调节酸碱平衡和适应已经发生改变的内环境。当呼吸衰竭进入严重阶段时，则出现代偿不全，表现为各系统器官严重的功能和代谢紊乱直至呼吸衰竭。

1.对中枢神经系统的影响

（1）缺氧对中枢神经系统的影响：①通常完全停止供氧 4～5 分钟可引起不可逆的脑损害。②PaO_2 降至 60 mmHg，可引起注意力不集中、视力下降和智力减退。③降至 40～50 mmHg 可致头痛、烦躁不安、定向力和记忆力障碍、精神错乱、嗜睡、谵妄等。④低于 30 mmHg 可引起意识丧失，甚至昏迷。⑤低于 20 mmHg 数分钟可导致神经细胞不可逆性损伤。

（2）二氧化碳增加对中枢神经系统的影响：①轻度二氧化碳增加，对皮质下层刺激加强，间接引起皮质兴奋。②二氧化碳潴留可影响脑细胞代谢，降低脑细胞兴奋性，抑制大脑皮质活动，使中枢神经处于麻醉状态（又称二氧化碳麻醉）。

（3）肺性脑病：由于缺氧和二氧化碳潴留导致的神经精神障碍综合征。

2.对呼吸系统的影响

（1）缺氧对呼吸中枢产生的直接作用是抑制作用，PaO_2<30 mmHg，抑制作用占优势；PaO_2<60 mmHg，主要通过颈动脉窦和主动脉体化学感受器，反射性兴奋呼吸中枢，但若缺氧缓慢加重，反射作用会较迟钝。

（2）二氧化碳是强有力的呼吸中枢兴奋剂，$PaCO_2$轻度增加时，通气量可明显增加，但 $PaCO_2$>80 mmHg，会对呼吸中枢产生抑制和麻醉作用。

3.对循环系统的影响

缺氧和二氧化碳潴留均可引起反射性心率加快、心肌收缩力增强、心输出量增加，最终致肺源性心脏病，严重这心律失常或心脏骤停。长期慢性缺氧可导致心肌纤维化、心肌硬化。$PaCO_2$轻、中度升高，皮下浅表毛细血管和小静脉扩张。

4.对消化系统和肾功能的影响

缺氧可直接或间接损害肝细胞，使丙氨酸氨基转移酶升高；也使肾血管痉挛、肾血流量减少，导致肾功能不全；严重缺氧可出现胃肠黏膜糜烂、坏死、溃疡和出血。

5.对酸碱平衡和电解质的影响

严重缺氧可造成高钾血症和细胞内酸中毒。急性二氧化碳潴留使血 pH 迅速下降，加重酸中毒；慢性二氧化碳潴留时，造成低氯血症。

二、临床表现

除呼吸衰竭原发病的症状和体征外，主要是缺氧和二氧化碳潴留引起的呼吸困难和多脏器功能障碍。

（一）呼吸困难

急性呼吸衰竭早期表现为呼吸频率加快，重者出现“三凹征”；中枢性呼吸衰竭表现为潮式呼吸或间停呼吸等；慢性呼吸衰竭轻者表现为呼吸费力伴呼气延长，重者呼吸浅快；并发二氧化碳麻醉时转为浅慢呼吸或潮式呼吸。

（二）发绀

$SaO_2<90\%$时，在口唇、甲床等处出现发绀。发绀程度与还原血红蛋白含量相关，红细胞增多者发绀更明显，贫血者不明显。

（三）精神神经症状

急性呼吸衰竭可迅速出现精神错乱、狂躁、昏迷、抽搐等症状。慢性呼吸衰竭随二氧化碳潴留则表现为先兴奋后抑制现象，兴奋可表现为烦躁不安、失眠、昼夜颠倒，抑制表现为神志淡漠、肌肉震颤、间歇性抽搐、昏睡、昏迷、腱反射减弱或消失等。

（四）循环系统表现

早期出现心率增快、血压升高、心输出量增多致洪脉，后期可并发肺源性心脏病，出现右心衰竭的表现，可出现少尿以及二氧化碳潴留而导致的外周浅表静脉充盈、皮肤充血、温暖多汗、搏动性头痛。

（五）消化和泌尿系统表现

严重呼吸衰竭可损害肝、肾功能，出现应激性溃疡、上消化道出血。

三、辅助检查

（一）实验室检查

在海平面、标准大气压、静息状态、呼吸空气条件下，动脉血气分析 $PaO_2<60$ mmHg，或 $PaCO_2>50$ mmHg。

（二）影像学检查

胸部 X 线、CT 和放射性核素肺通气/灌注扫描、肺血管造影等有助于分析呼吸衰竭的原因。

（三）其他

肺功能检测有助于判断原发病的种类和严重程度，纤维支气管镜检查可以明确大气道情况并取得病理学证据。

四、治疗要点

治疗原则是在保持呼吸道通畅的前提下，迅速纠正缺氧、二氧化碳潴留和酸碱失衡所致的代谢紊乱，积极治疗原发病，消除诱因及防治多器官功能损害。

（1）保持呼吸道通畅：包括清除呼吸道分泌物及异物，缓解支气管痉挛，建立人工气道。

（2）氧疗：急性呼吸衰竭氧疗的原则是保证 PaO_2 迅速提高到 60 mmHg 或脉搏容积血氧饱和度（SpO_2）>90%的前提下，尽量减低吸氧浓度。I 型呼衰可给予较高浓度（FiO_2>35%）吸氧；II 型呼衰应给予低浓度（FiO_2<35%）持续吸氧。

（3）增加通气量、改善二氧化碳潴留：原则是保持气道通畅，适当提高 FiO_2，可应用呼吸兴奋剂，常用药有尼可刹米、洛贝林。必要时给予机械通气。

（4）积极纠正酸碱平衡失调。

（5）其他：包括积极的病因治疗，重症患者抢救和监测，预防和治疗并发症。

五、护理措施

（一）一般护理

（1）急性呼吸衰竭患者应绝对卧床，充分保证患者休息。慢性呼吸衰竭患者能代偿时可下地活动。

（2）保持呼吸道通畅：鼓励患者咳嗽、咳痰，更换体位，多饮水；危重患者定时翻身、拍背，帮助排痰，如建立人工气道者，应加强气道管理，适时吸痰；意识清楚者可遵医嘱雾化吸入。

（3）遵医嘱合理氧疗：I 型呼吸衰竭患者给予较高浓度氧（>35%），使 PaO_2 迅速升至 60～80 mmHg，或 SaO_2>90%，II 型呼吸衰竭患者给予低浓度（<35%）持续吸氧，使 PaO_2 控制在 60 mmHg，或 SaO_2 在 90%或略高。用氧过程中观察患者意识、发绀程度、尿量、呼吸、心率等变化，如意识清楚、发绀减轻、尿量增多、心率减慢、呼吸正常、皮肤变暖，提示氧疗有效；如意识障碍加深或呼吸过度表浅、缓慢，提示二氧化碳潴留加重。

（二）饮食护理

鼓励患者进食营养丰富、高蛋白、高热量、高维生素、易消化食物，少量多餐，多吃新鲜水果、蔬菜，多饮水，增加纤维素，控制糖类，预防便秘引起的呼吸困难；不能进食者鼻饲饮食。

（三）用药护理

（1）使用呼吸兴奋剂时，需保持呼吸道通畅，输入速度严格遵医嘱，不宜过快，用药后注意观察患者呼吸频率、幅度、意识及动脉血气分析变化，以便调节剂量，如出现恶心、呕吐、烦躁、面肌抽搐，及时通知医师。

（2）应用糖皮质激素患者应警惕细菌和真菌二重感染，定期检查口腔黏膜有无真菌感染并给予相应处理。

（3）抗生素治疗时，为保证疗效，一定浓度的药液应在要求的时间内滴入。

（4）应用茶碱类药物时注意速度不宜过快，浓度不宜过高，密切观察患者是否出现恶心、呕吐、心律失常，甚至心室颤动。

（5）禁用对呼吸有抑制作用的药物，如吗啡；烦躁不安、夜间失眠患者，慎用镇静剂，以免引起呼吸抑制。

（四）并发症护理

1.肺性脑病

早期表现为烦躁不安、答非所问、嗜睡，进而出现意识模糊、昏迷、大小便失禁等。密切观察患者生命体征、意识、皮肤黏膜、球结膜、尿量变化；危重患者取半卧位，定时翻身、拍背，协助排痰，备好吸痰器和抢救物品；建立人工气道者，做好人工气道护理。

2.消化道出血

观察患者呕吐物及粪便颜色、性状，判断有无消化道出血。如发现有消化道出血，应及时通知医师，采取相应措施。

（五）病情观察

（1）密切观察患者呼吸频率、节律及深度的变化，使用辅助呼吸机的呼吸情况，呼吸困难程度等。

（2）监测缺氧及二氧化碳潴留情况，如发绀、球结膜水肿等有无改善。

（3）监测心率、心律及血压等有无改善，必要时进行血流动力学监测。

（4）观察患者意识及神经精神症状，如有异常及时通知医师。

（5）监测动脉血气分析和生化检查结果，了解有无电解质紊乱和酸碱平衡失调。

（6）观察、记录每小时尿量及液体出入平衡情况。

（六）健康指导

（1）疾病知识指导：向患者及家属讲解疾病的发生、发展和转归，根据患者的具体情况指导患者制订合理的活动与休息计划，教会患者避免氧耗量较大的活动，并在活动过程中增加休息。使用气雾剂患者教会其正确使用气雾剂的方法。

（2）教会患者有效呼吸和咳嗽、咳痰技术，提高患者的自我护理能力，延缓肺功能恶化；指导并教会患者及家属合理家庭氧疗的方法及注意事项。

（3）用药指导：告知患者药物、剂量、用法和注意事项。

（4）饮食采取少量多餐，进食高蛋白、高维生素、易消化软食。

（5）劝告患者戒烟，加强营养，提高机体抵抗力，积极预防上呼吸道感染和对呼吸道的刺激因素，如有感冒、咳嗽加剧、痰液增多等情况，及时就医，以免加重病情。

（6）注意保暖，季节交替和流感季节减少外出，少去公共场合。

第二节　肺炎

肺炎是指终末气道、肺泡和肺间质的炎症，可由病原微生物、理化因素、免疫损伤、过敏及药物因素所致，其中最常见的是细菌性肺炎。临床上表现为发热、寒战、胸痛、咳嗽和咳脓痰，X 线胸片上可见至少一处不透光阴影。

一、病因与发病机制

当各种因素导致呼吸道局部和全身免疫防御系统受损时，病原体可经以下途径侵入下呼吸道引起肺炎：空气吸入、血行播散、邻近部位感染直接蔓延。

二、临床表现

肺炎的症状变化较大，可轻可重，决定于三个主要因素：局部炎症程度、肺部炎症的播散和全身炎症反应程度。

（一）症状

常见症状为咳嗽、咳痰或原有呼吸道症状加重，并出现脓性痰或血痰，伴或不伴胸痛。重症患者有呼吸困难、呼吸窘迫。

（二）体征

肺实变时有典型的体征，如叩诊浊音、语颤增强和支气管呼吸音等。并发胸腔积液者，患侧胸部叩诊浊音、语颤减弱、呼吸音减弱。

三、辅助检查

（一）实验室检查

1.血常规

白细胞计数和中性粒细胞明显升高，且呈核左移现象，或胞质内有毒性颗粒。

2.细菌检查

痰涂片或培养，有助于明确病原体。

3.血和胸腔积液培养

肺炎患者血和痰培养分离到相同细菌，可确定为肺炎的病原菌。胸腔积液培养到的细菌则基本可认为是肺炎的致病菌。

4.其他

经皮细针吸检和开胸肺活检、尿抗原试验、血清学检查、血气分析等。

（二）影像学检查

胸部 X 线征象可为肺炎发生的部位、严重程度和病原学提供重要线索。CT 对揭示病变性质、隐匿部位病变和其他伴随改变（胸腔积液、纵隔和肺内淋巴结肿大）有帮助。B 超用于探测胸腔积液和贴近胸壁的肺实质病灶，可指导穿刺抽液和经胸壁穿刺活检。

四、治疗要点

抗感染治疗是肺炎治疗的关键环节，包括经验性治疗和抗病原体治疗。前者主要根据患者流行病学资料和临床表现与影像特征，选择可能覆盖病原体的抗菌药物；后者根据呼吸道或肺组织标本的培养和药物敏感试验结果，选择体外试验敏感的抗菌药物。肺炎的抗菌药物治疗应尽早进行，一旦怀疑为肺炎应马上给予首剂抗菌药物。

肺炎链球菌肺炎首选青霉素 G，葡萄球菌肺炎可选用耐青霉素酶的半合成青霉素或头孢菌素，肺炎支原体肺炎首选大环内酯类抗生素，肺炎衣原体肺炎首选红霉素，病毒性肺炎可选用利巴韦林、阿昔洛韦等病毒抑制剂。

五、护理措施

（一）一般护理

1.运动与休息

患者需要卧床休息，减少活动，以减少组织对氧的需要，帮助机体组织修复。应尽量将治疗和护理集中在同一时间内完成，以保证患者有足够的时间休息。

2.饮食

给予高热量、高蛋白和富含维生素的流质或半流质饮食，并鼓励患者进食。对不能进食者，必要时用鼻饲补充营养，以弥补代谢的消耗。鼓励患者多饮水，每日水摄入量在 1～2 L。需静脉补液者，滴速不宜过快，以免引起肺水肿。

3.口腔护理

高热患者，唾液分泌减少，口腔黏膜干燥，口腔内食物残渣易发酵，促使细菌繁殖。同时机体抵抗力下降及维生素缺乏，易引起口唇干裂、口唇疱疹、口腔炎症、溃疡。应在清晨、餐后及睡前协助患者漱口，或用漱口液清洁口腔，口唇干裂可涂润滑油保护。

（二）病情观察

观察患者的神志、生命体征、皮肤、黏膜、尿量等变化，尤其是关注儿童、老人、久病体弱者的病情变化。及时发现早期休克征象，协助医师及时采取救治措施。准确记录出入液量，估计患者的组织灌流情况。按医嘱执行导尿术及做中心静脉压测定。

（三）对症护理

1.发热的护理

患者高热时一般先用物理降温，如枕部冷敷、温水擦浴，若体温未下降可给予药物降温，降温半小时后测体温。患者寒战时注意保暖，适当增加盖被，大量出汗者应及时更换衣服和盖被，并注意保持皮肤的清洁干燥。

2.低氧的护理

根据血气分析结果给予患者吸氧，维持 PaO_2>60 mmHg 有助于改善组织器官的缺氧状态。常用的吸氧方法包括鼻导管吸氧法、面罩吸氧法、正压给氧法。高浓度（>60%）长时间给氧可损害脑、心、肺、肾等器官，在肺部可引起肺泡间质水肿、肺泡上皮增生、肺透明膜形成、肺出血等，也可引起早产儿、新生儿眼晶体后纤维增生症，影响视力，所以吸氧时应注意防止氧中毒。

3.咳嗽、咳痰的护理

（1）有效咳嗽：适用于清醒且配合的患者。①有效咳嗽的方法：患者尽可能采取坐位，先进行深而慢的腹式呼吸 5～6 次，深吸气至膈肌完全下降，屏气 3～5 秒，身体前倾，从胸腔进行 2～3 次短促有力的咳嗽，同时收缩腹肌，或用手按压上腹部或双手环抱一个枕头于腹部，有利于膈肌上升帮助痰液咳出。②也可取俯卧屈膝位，借助膈肌、腹肌收缩，增加腹压，咳出痰液。③指导患者经常变换体位有利于痰液咳出。④对于胸痛患者，可用双手或枕头轻压伤口两侧以减轻伤口带来的疼痛。疼痛剧烈时可遵医嘱给予镇痛药，30 分钟后指导患者进行有效咳嗽。

（2）气道湿化：适用于痰液黏稠不易咳出者。应用气道湿化的注意事项：①湿化时间不宜过长，一般以10～20分钟为宜，湿化时间过长可引起黏膜水肿和气道狭窄，甚至诱发支气管痉挛，加重水、钠潴留。②湿化温度宜在35～37℃，温度过高易灼伤呼吸道，损害气道黏膜纤毛运动；温度过低可诱发哮喘、寒战反应。③吸入过程中避免降低吸入氧浓度。④治疗后及时鼓励患者咳嗽、咳痰或协助翻身、叩背。⑤湿化器应按照规定消毒，专人专用，以预防呼吸道疾病的交叉感染。

（3）胸部叩击：适宜久病体弱、长期卧床、排痰无力者，禁用于未经引流的气胸、肋骨骨折、有病理性骨折史、咯血、低血压及肺水肿等患者。叩击者两手手指弯曲并拢，掌侧呈杯状，以手腕力量，从肺底自下而上，由外向内、迅速而有节律地叩击胸壁，震动气道，每一肺叶叩击1～3分钟，120～180次/分。注意事项：①叩击前查看影像资料或听诊肺部呼吸音明确痰液潴留部位。②用单层薄布保护胸廓部位，叩击时避开乳房、心脏、骨突部位（如脊柱、肩胛骨、胸骨）及衣物拉链、纽扣等。③叩击力量要适中，以不引起患者疼痛为宜，每次叩击5～15分钟，在餐后两小时至餐前30分钟进行，以避免治疗中发生呕吐。④操作后协助患者咳痰，复查肺部呼吸音及啰音的变化。

（4）体位引流：适用于有大量痰液排出不畅的患者；禁用于有明显呼吸困难和发绀者、近1～2周内曾有大咯血史、严重心血管疾病或年老体弱不能耐受者。原则上抬高病变部位，引流支气管开口向下。

（5）机械吸痰：适用于无力咳痰、意识障碍或建立人工气道的患者。①在吸痰前、后适当提高吸氧浓度，使用密闭式吸痰系统，预防吸痰中出现低氧血症。②每次吸引时间<15秒，两次抽吸间隔时间>3分钟。③严格进行无菌操作，避免呼吸道交叉感染。

（四）用药的护理

1.抗生素治疗的护理

（1）用药前询问患者药物过敏史，严格遵照药品说明书进行药物皮肤试敏。

（2）应严格遵照医嘱及药品说明书配制和使用抗生素，避免发生药物不良反应，如发热、皮疹、胃肠道不适，肝、肾毒性，耳毒性等，发现异常及时报告。

（3）用药过程中密切观察有无变态反应，对于患者从未使用的抗生素，首次输液速度宜慢，以免发生变态反应，如患者突然出现呼吸困难、血压下降、意识障碍，应立即停药并报告医师，做好抢救准备。

（4）长期、大量使用抗生素的患者应监测肝、肾功能。

2.感染性休克患者治疗用药的护理

（1）扩充有效循环血容量：①根据患者生命体征、年龄、基础疾病、心功能情况、出入液量及中心静脉压水平决定补液速度及补液量。若血压低、中心静脉压<5 cm H_2O 应迅速补液；中心静脉压达到或超过 10 cm H_2O 时，输液速度不宜过快，以免诱发急性心力衰竭。②下列证据提示血容量已经补足：口唇红润、肢端温暖、收缩压>90 mmHg、脉压>30 mmHg、尿量>30 mL/h。③若血容量已经基本补足，尿比重<1.018 及尿量<20 mL/h 应及时报告医师，警惕急性肾衰竭的发生。

（2）纠正酸中毒：酸中毒是由于组织缺氧所致。纠正酸中毒可以加强心肌收缩力，增强血管对升压药的反应，改善微循环。常用 5%碳酸氢钠溶液静脉滴注，因其配伍禁忌较多，应单独输入。

（3）血管活性药物的应用：应用血管活性药物应根据血压的变化调整滴速，维持收缩压在 90～100 mmHg 为宜，注意控制输液速度。输液过程中要防止药液外渗，以免局部组织缺血坏死。

（五）心理护理

高热、咳嗽、咳痰、呼吸困难等症状会给患者带来很大的精神压力。因此，要注意评估肺炎对患者日常生活、工作或学习的影响，以及患者能否适应疾病所带来的角色转变，观察其情绪变化，向患者讲解肺炎的患病症状及治疗过程、预后及防治知识，并列举成功的治疗案例，使患者树立康复的信心。

（六）健康指导

1.住院期间健康指导

（1）向患者讲解有关肺炎的基本知识。

（2）保证患者充足的休息时间，增加水和营养的摄入，以增加机体对感染的抵抗能力。

（3）体温高或需要痰液引流的患者应给予相应的护理指导。

（4）指导使用抗生素者若有不适应及时通知医护人员，以免发生变态反应。

（5）为减少唾液污染，指导患者漱口后采集深咳痰液，室温下两小时内送检。

2.出院指导

（1）出院后继续用药者，应叮嘱其遵医嘱按疗程服药，若更换抗生素应注意迟发变态反应，出现发热、心率增快、咳嗽、咳痰、胸痛等症状时，应及时就诊。

（2）指导患者病情好转后，注意锻炼身体，加强耐寒锻炼；天气变化时随时增减衣服，避免受凉、淋雨、酗酒以及吸烟，预防上呼吸道感染。

（3）预防接种肺炎链球菌疫苗和（或）流感疫苗，可减少某些特定人群罹患肺炎的机会。

第三节　肺血栓栓塞症

一、病因与发病机制

肺血栓栓塞症（PTE）的血栓来源于上、下腔静脉径路或右心腔，其中大部分来源于下肢深静脉。近年来，由于颈内和锁骨下静脉留置导管和静脉内化疗的增加，使来源于上腔静脉径路的血栓较以前有所增多。

（一）危险因素

（1）任何可以导致静脉血液淤滞、静脉系统内皮损伤和血液高凝状态的因素都可使DVT和PTE发生的危险性增加。原发性危险因素由遗传变异引起；继发性危险因素是指后天获得的易发生DVT和PTE的多种病理和生理改变。

（2）年龄可作为独立的危险因素，随着年龄的增长，DVT和PTE的发病率逐渐增加。

（二）发病机制

外周静脉血栓形成后，如果血栓脱落，可随静脉血流移行至肺动脉内，形成PTE。急性肺栓塞发生后，血栓机械性堵塞肺动脉及由此引发的神经、体液因素的作用，可导致呼吸和循环功能的改变，如出现低氧血症、代偿性过度通气（低碳酸血症）或相对性低肺泡通气等。

二、临床表现

（一）症状

1.呼吸困难

不明原因的呼吸困难和气促，活动后明显，为PTE最常见的症状。

2.其他表现

胸痛、突发的一过性晕厥、咳嗽、咯血，也可有心悸、腹痛、烦躁不安、惊恐甚至濒死感。

（二）体征

患者可有发热以及呼吸系统和循环系统相关体征。

（三）深静脉血栓形成的表现

若存在DVT，则主要表现为患肢肿胀、周径增粗、疼痛或压痛、皮肤色素沉着，行走后患肢易疲劳或肿胀加重，但约半数以上的下肢DVT患者无自觉症状和明显体征。

（四）临床分型

可按发病缓急分为急性肺血栓栓塞症和慢性肺血栓栓塞症，急性肺血栓栓塞症主要表现为循环系统功能衰竭，慢性肺血栓栓塞症主要表现为肺动脉高压相关临床表现。

三、辅助检查

（一）实验室检查

若血浆D–二聚体低于500 μg/L，对PTE有重要的鉴别诊断价值。动脉血气分析表现为低氧血症、低碳酸血症。

（二）影像学检查

首选多排CT肺血管造影，造影剂过敏者可选用放射性核素肺通气/灌注扫描、磁共振成像（MRI）。X线胸片、超声心动图、下肢血管超声等检查也有辅助作用。不明原因的

PTE 患者，应进行隐源性肿瘤筛查。

四、治疗要点

PTE 急症给予对症处理、呼吸循环支持治疗，如无禁忌症给予抗凝治疗，大面积 PTE 病例给予溶栓治疗。常用抗凝药物为肝素和华法林，常用的溶栓药物有尿激酶（UK）、链激酶（SK）、重组组织型纤溶酶原激活剂（rt-PA）等。还可使用肺动脉血栓摘除术、肺动脉导管碎解和抽吸血栓、放置腔静脉滤器等。

五、护理措施

（一）一般护理

（1）肺血栓栓塞症急性期应绝对卧床休息，一般卧床时间应在充分抗凝的前提下卧床 2～3 周；无明显症状且生活能自理者也应卧床休息。

（2）床上活动时避免突然坐起，并注意不要过度屈曲下肢。

（3）严禁挤压、按摩患肢，防止血栓脱落，造成再次栓塞。

（二）饮食护理

低脂、清淡易消化饮食，保持大便通畅，预防便秘。

（三）用药护理

常用药物包括溶栓药物、抗凝药物、对症治疗药物等。

1.溶栓药物应用护理

（1）密切观察出血征象，如皮肤青紫、穿刺部位出血、血尿、腹部或背部疼痛、严重头痛及意识改变等。

（2）严密监测患者血压变化，当血压过高时及时通知医师进行适当处理。

（3）建立静脉通路时，避免反复穿刺血管，静脉穿刺部位压迫止血时需加压并延长按压时间。

（4）遵医嘱观察患者出凝血时间变化。

2.抗凝药物应用护理

（1）使用肝素或低分子肝素前应定时监测基础活化部分凝血酶时间（APTT）、凝血酶原时间（PT）及血常规，使用普通肝素时，应密切观察出血及肝素诱导的血小板减少症（HIT），监测血小板计数。

（2）应用华法林时，定期监测国际标准化比率（INR），以调整剂量。主要不良反应是出血，发生出血时可用维生素 K 拮抗。在应用华法林治疗的前几周还可能引起血管性紫癜，导致皮肤坏死，应密切观察。

3.其他

使用镇静、止痛、止咳等相应的对症治疗措施，注意观察疗效和不良反应。

（四）并发症护理

1.休克

患者心输出量减少可能出现低血压，甚至休克，严密监测患者生命体征，特别是血压变化，遵医嘱给予静脉输液和使用升压药，记录 24 小时出入量。

2.右心功能不全

监测患者有无明显气促、食欲不振、心悸、腹胀等右心功能不全的症状，积极治疗原发病，控制感染，改善缺氧状况，限制水钠摄入，并执行肺源性心脏病的护理常规。

3.再栓塞

患者急性期要绝对卧床休息，避免下肢过度屈曲，保持大便通畅，避免用力排便，以防下肢血管内压力突然升高，使血栓再次脱落形成新的危及生命的栓塞。恢复期下肢可进行适当的活动或关节的被动活动。观察局部皮肤的颜色变化，测量和比较双侧下肢周径，以差值>1 cm 有临床意义。检查是否存在 Homan 征阳性（轻轻按压膝关节并屈膝，踝关节急速背曲时出现腘窝部、腓肠肌疼痛），及时发现下肢深静脉血栓形成的征象。大、小腿周径的测量点分别为髌骨上缘以上 15 cm 处和髌骨下缘以下 10 cm 处。

（五）病情观察

（1）监测患者的生命体征，特别是呼吸、血氧饱和度、动脉血气、心率等情况，根据缺氧程度选择适当给氧方式，严重呼吸困难患者给予机械通气。

（2）观察患者意识状态，有无烦躁不安、嗜睡、定向力障碍等，观察患者呼吸困难、胸痛等临床症状的改善情况。

（3）观察患者有无右心功能不全的表现，如颈静脉怒张、下肢水肿等。

（4）监测患者的心电变化，警惕各类心律失常的出现。

（六）健康指导

1.疾病预防指导

（1）对存在发生深静脉血栓危险因素的人群，指导其避免增加血液淤滞的行为，如长时间保持坐位特别是保持坐位时跷二郎腿、穿束膝长筒袜、长时间站立不活动等。

（2）对于卧床患者鼓励其床上肢体活动，不能自主活动的患者需进行被动关节活动，病情允许时需协助其早期下地活动或走路。不能活动的患者将腿抬高至心脏以上水平，可促进下肢静脉血液回流。

（3）卧床患者可利用机械作用如穿加压弹力抗栓袜等促进下肢静脉血液回流。

（4）指导患者适当增加液体摄入，防止血液浓缩。由于高脂血症、糖尿病等疾病可导致血液高凝状态，指导患者积极治疗原发病。

（5）对于血栓形成的高危患者遵医嘱服用抗凝剂防止血栓形成。

2.病情监测指导

向患者介绍 DVT 和 PTE 的表现。对于长时间卧床患者若出现一侧肢体疼痛、肿胀，应注意 DVT 发生的可能；在存在相关发病因素的情况下突然出现胸痛、呼吸困难、咯血痰等表现时，应注意 PTE 的可能性，需及时就诊。

第四节　肺脓肿

肺脓肿是由多种病原菌引起的肺部化脓性感染，早期为肺组织的化脓性炎症，继而坏死、液化，由肉芽组织包绕形成脓肿。其临床特征为高热、咳嗽和大量脓臭痰。多发于壮年男性及年老体弱有基础疾病者。

一、病因及病理

肺脓肿的发生和发展，常有三个因素：即细菌感染，支气管阻塞和全身抵抗力下降。临床常见的病因有两大类：血源感染和气管感染。血源感染主要由败血症及脓毒血症引起，病变广泛常为多发，主要采用药物治疗；气管感染主要来自呼吸道或上消化道带有细菌的分泌物，在睡眠、昏迷、醉酒、麻醉或癫痫发作、脑血管意外之后，被吸入气管和肺内，造成小支气管阻塞，在人体抵抗力减低的情况下，会诱发肺脓肿。

支气管阻塞远侧端的肺段发生肺不张及炎变，继而引起肺段血管栓塞产生肺组织坏死及液化，周围的胸膜肺组织发生炎性反应，最终形成一个有一定范围的脓肿。脓肿形成后，经过急性和亚急性阶段，如支气管引流不通畅，感染控制不彻底，则逐步转入慢性阶段。在感染的反复发作、交错衍变的过程中，受累肺及支气管既有破坏，又有组织修复；既有肺组织的病变，又有支气管胸膜的病变；既有急性炎症，又有慢性炎症。主要表现为肺组织内的一个脓腔，周围有肺间质炎症及不同程度的纤维化，相关的支气管产生不同程度的梗阻和扩张。

慢性肺脓肿有以下三个特征：①脓肿部位开始时多居有关肺段或肺叶的表浅部。②脓腔总是与一个或一个以上的小支气管相通。③脓肿向外蔓延扩展，到晚期时则不受肺段、肺叶界限的限制，而可跨段、跨叶，形成相互沟通的多房腔的破坏性病灶。慢性肺脓肿是由于胸膜粘连，粘连中形成侧支循环，血流方向是自血压较高的胸壁体循环流向血压较低的肺循环。临床在其体表部可听到收缩期加重的连续性血管杂音。凡有此杂音者术中出血量较大，应有充分补血和止血技术方面的准备。慢性肺脓肿患者经常咳嗽、咯血、咳脓痰，全身有中毒症状，营养状况不良，呼吸功能受损，出现贫血、消瘦、浮肿、杵状指等。

二、临床表现

（1）发病急骤，畏寒、高热，体温达 39～40℃，伴有咳嗽，咳黏液痰或黏液脓性痰。

（2）炎症累及胸膜可出现患侧胸痛，病变范围大时，可有气促。常伴有精神不振、全身乏力和食欲减退。

（3）痰的性质：①感染不能及时控制，可于发病的10～14天，突然咳出大量脓臭痰及坏死组织，每日咳痰量可达300～500 mL。②典型的痰液呈黄绿色、脓性，有时带血，留置分层。咳出大量脓痰后，体温开始下降，全身症状开始好转。③厌氧菌感染时，痰带腥臭味。

（4）体征：病变大而表浅者，可闻及支气管呼吸音；病变累及胸膜，有胸膜摩擦音或胸腔积液。慢性肺脓肿，常伴有杵状（趾）指、贫血和消瘦。

三、诊断

除分析病史、症状及体格检查外，必须进行X线检查。胸部平片可见肺部空洞性病灶，壁厚、常有气液面，周围有浸润及条索状阴影，伴胸膜增厚，支气管造影对有无合并支气管扩张及病变切除的范围都有很大帮助。对有进食呛咳者应进行碘油或钡餐食管造影检查，明确有无食管气管瘘；若需与肺癌鉴别时需做支气管镜取活组织检查。

四、治疗

肺脓肿病期在3个月以内者，应采用全身及药物治疗，包括抗生素全身应用及体位引流，局部滴药、喷雾及气管镜吸痰等。经上述治疗无效者则考虑外科手术治疗。急性肺脓肿的感染细菌包括厌氧菌，一般均对青霉素敏感，肺脓肿的致病厌氧菌中，仅脆弱类杆菌对青霉素不敏感，而对林可霉素、克林霉素和甲硝唑敏感。青霉素可根据病情，一般120万～240万U/d，病情严重者可用到1000万U/d静脉滴注，以提高坏死组织中的药物浓度。体温一般在治疗3～10天内降至正常，然后可改为肌内注射。如青霉素疗效不佳，改用林可霉素1.8～3 g/d静脉滴注，或克林霉素0.6～1.8 g，或甲硝唑0.4 g，每天3次口服或静脉滴注。当疗效不佳时，要注意根据细菌培养的药物敏感试验结果选用抗菌药物。痰液引流是提高疗效的措施，身体状况较好者可采取体位引流排痰，使脓肿处于最高位置。经有效的抗菌药物治疗，大多数患者可痊愈。少数患者疗效不佳，需考虑手术治疗，其手术适应证为肺脓肿病程超过3个月，内科治疗不能减少脓腔，并有反复感染、大咯血经内科治疗无效，伴有支气管胸膜瘘或脓胸经抽吸冲洗脓液疗效不佳者。

五、护理诊断

（一）体温过高

与肺组织炎症性坏死有关。

（二）清理呼吸道无效

与脓痰积聚有关。

（三）营养失调，低于机体需要量

与肺部感染导致机体消耗增加有关。

（四）气体交换受损

与气道内痰液积聚、肺部感染有关。

六、护理措施

（1）保持室内空气流通、阳光充足。进食高热量、高蛋白、高维生素等营养丰富的食物。

（2）指导有效咳嗽：肺脓肿的患者咳痰量大，协助患者经常活动和变换体位，以利于痰液排出。鼓励患者增加液体摄入量，以促进体内的水化作用，使脓痰稀释而易于咳出。

（3）观察痰液变化：①准确记录24小时痰液排出量，静置后观察是否分层。②发现血痰时，应及时报告医师；若痰中血量较多，应严密观察患者病情变化，防止大咯血或窒息的突然发生，准备好急救用物，嘱患者头偏向一侧，最好取患侧卧位，必要时可行体位引流。

（4）口腔护理：肺脓肿患者因高热时间较长、咳大量脓臭痰，利于细菌繁殖；大量抗生素的应用，易诱发真菌感染。因此要在晨起、饭后、体位引流后、临睡前协助患者漱口及刷牙，保持口腔清洁、湿润。

七、健康教育

（1）指导患者及家属了解肺脓肿发生、发展、治疗和有效预防的知识。积极治疗肺炎、肺外化脓性病变，不挤压痈、疖，防止血源性肺脓肿的发生。

（2）教会患者做深呼吸、体位引流、有效的咳嗽，叮嘱患者多饮水以稀释痰液，利于痰的排出，保持呼吸道的通畅。

（3）保持口腔清洁，晨起、饭后、体位引流后、睡前要漱口、刷牙，防止污染分泌物误吸入下呼吸道。彻底治疗口腔、上呼吸道慢性感染病灶，如龋齿、化脓性扁桃体炎、鼻窦炎、牙周溢脓等，以防止病灶分泌物吸入肺内，诱发感染。

（4）保持室内适宜的温度与湿度，注意保暖，避免受凉。养成规律的生活，增加营养物质的摄入，戒烟、酒。

（5）肺脓肿患者的抗生素治疗时间较长，向患者讲解抗生素等药物的用药疗程、方法、不良反应，了解其重要性，遵从治疗计划。发现异常及时就诊。

第五节　支气管哮喘

支气管哮喘简称哮喘，是气道的一种慢性气道高反应性炎症性疾病。气道炎症由多种炎症细胞、气道结构细胞和细胞组分参与。这种炎症常伴随引起气道反应性增强和出现广泛多变的可逆性气流受限，并引起反复发作性的喘息、气急、胸闷和（或）咳嗽等症状，常在夜间和（或）清晨发作、加剧，多数患者可自行缓解或经治疗缓解。

一、病因与发病机制

（一）病因

1.遗传因素

哮喘患者亲属患病率高于群体患病率，且亲缘关系越近，患病率越高，具有家族积聚现象；患者病情越严重，其亲属患病率也越高。

2.环境因素

主要包括室内变应原（尘螨、家养宠物、蟑螂）、室外变应原（花粉、真菌）、职业性变应原（油漆、饲料、活性染料）、食物（鱼、虾、蟹、蛋类、牛奶）、药物（普萘洛尔、阿司匹林、抗生素）和非变应原性因素，如气候变化、运动、吸烟、肥胖、妊娠、胃食管反流等。

（二）发病机制

气道免疫-炎症机制、神经调节机制及其相互作用。

二、临床表现

（一）症状

（1）发作时伴有哮鸣音的呼气性呼吸困难或发作性胸闷和咳嗽。严重者可呈坐位或端坐呼吸，干咳或咳大量白色泡沫痰，甚至出现发绀等。“日轻夜重”是哮喘的特征之一。

（2）仅以咳嗽为唯一症状称为咳嗽变异性哮喘；运动时出现上述症状称为运动性哮喘；以胸闷为唯一症状的称为胸闷变异性哮喘。

（二）体征

发作时胸部呈过度充气状态，双肺可闻及广泛的哮鸣音，呼气音延长。但在轻度哮喘或非常严重哮喘发作时，哮鸣音可不出现，表现为“沉默肺”。

（三）并发症

气胸、纵隔气肿、肺不张，长期反复发作和感染可并发慢性支气管炎、肺气肿、支气管扩张症、间质性肺炎、肺纤维化和肺源性心脏病。

三、辅助检查

（一）实验室检查

1.痰液

痰涂片可见较多嗜酸性粒细胞。

2.血气分析

严重发作时表现为呼吸性碱中毒。如重症哮喘，病情进一步发展，气道阻塞严重，表现为呼吸性酸中毒，如缺氧明显，可合并代谢性酸中毒。

3.特异性变应原的检测

血液、皮肤点刺、吸入变应原试验有助于病因诊断。

（二）胸部 X 线/CT 检查

哮喘发作早期可见两肺透亮度增加，呈过度充气状态，如并发感染，可见肺纹理增加及炎性浸润阴影。

（三）呼吸功能检查

1.通气功能

哮喘发作时有关呼气流速的全部指标均显著下降。

2.支气管激发试验

只适用于第一秒用力呼气量（FEV_1）在正常预计值 70%以上的患者。激发试验阳性：FEV_1 下降≥20%。常用吸入激发剂为醋甲胆碱、组胺。

3.支气管舒张试验

用以测定气道可逆性。舒张试验阳性：①FEV_1 较用药前增加≥12%，且其绝对值增加≥200 mL。②PEF 较治疗前增加 60 L/min 或≥20%。常用吸入型的支气管舒张药有沙丁胺醇、特布他林等。

4.呼气流速峰值（PEF）及其变异率测定

哮喘发作时 PEF 下降。气道气流受限可逆性改变的特点：昼夜或 24 小时内 PEF 变异率≥20%。

四、治疗要点

防治哮喘最有效的方法是找到引起哮喘发作的变应原或其他非特异刺激因素，并立即脱离。使用控制和缓解哮喘发作的药物，如糖皮质激素、$β_2$ 受体激动剂、茶碱类、抗胆碱药、LT（白三烯）调节剂、抗 IgE 抗体等，还可采取特异性和非特异性免疫疗法，进行积极的哮喘管理，早日控制哮喘症状，提高患者生活质量。

哮喘治疗的目标是长期控制症状、预防未来风险的发生，即在使用最小有效剂量药物治疗或不用药物的基础上，能使患者与正常人一样生活、学习和工作。

五、护理措施

（一）一般护理

（1）室内环境舒适、安静、冷暖适宜。保持室内空气流通，避免患者接触变应原，如花草、尘螨、花露水、香水等，扫地和整理床单时可请患者室外等候，或采取湿式清洁方法，避免尘埃飞扬。病房避免使用皮毛、羽绒或蚕丝织物等。

（2）卧位与休息：哮喘急性发作时协助患者取坐位或半卧位，以增加舒适度，利于膈肌的运动，缓解呼气性呼吸困难。端坐呼吸的患者为其提供床旁桌支撑，以减少体力消耗。

（二）饮食护理

大约20%的成年患者和50%的患儿是因不适当饮食而诱发或加重哮喘，因此应给予患者营养丰富、清淡、易消化、无刺激的食物。若能找出与哮喘发作有关的食物，如鱼、虾、蟹、蛋类、牛奶等应避免食用。

（三）用药护理

治疗哮喘的药物分为控制性药物和缓解性药物。控制性药物是指需要长期每天规律性使用，主要用于治疗气道慢性炎症，达到哮喘临床控制目的；缓解性药物是指按需使用的药物，能迅速解除支气管痉挛，从而缓解哮喘症状。哮喘发作时禁用吗啡和大量镇静剂，以免抑制呼吸。

1.糖皮质激素

糖皮质激素简称激素，是目前控制哮喘最有效的药物。激素给药途径包括：吸入、口服、静脉应用等。吸入性糖皮质激素（ICS）由于其局部抗感染作用强、起效快、全身不良反应少（黏膜吸收、少量进入血液），是目前哮喘长期治疗的首选药物。常用药物有布地奈德、倍氯米松等。通常需规律吸入1～2周方能控制。吸药后嘱患者清水含漱口咽部，可减少不良反应的发生。长期吸入较大剂量激素者，应注意预防全身性不良反应。布地奈德雾化用混悬液制剂，经压缩空气泵雾化吸入，起效快，适用于轻、中度哮喘急性发作的治疗。吸入激素无效或需要短期加强治疗的患者可采用泼尼松和泼尼松龙等口服制剂，症状缓解后逐渐减量，然后停用或改用吸入剂。不主张长期口服激素用于维持哮喘控制的治疗。

口服用药宜在饭后服用，以减少对胃肠道黏膜的刺激。重度或严重哮喘发作时应及早静脉给予激素，可选择琥珀酸氢化可的松或甲泼尼龙。无激素依赖倾向者，可在3～5天内停药；有激素依赖倾向者应适当延长给药时间，症状缓解后逐渐减量，然后改口服或吸入剂维持。

2.β_2受体激动剂

短效β_2受体激动剂为治疗哮喘急性发作的首选药物。有吸入、口服和静脉三种制剂，首选吸入给药。常用药物有沙丁胺醇和特布他林。吸入剂包括定量气雾剂（MDI）、干粉剂和雾化溶液。短效β_2受体激动剂（SABA）应按需间歇使用，不宜长期、单一大剂量使用，因为长期应用可引起β_2受体功能下降和气道反应性增高，出现耐药性。主要不良反应有心悸、骨骼肌震颤、低钾血症等。长效β_2受体激动剂（LABA）与吸入性糖皮质激素（ICS）联合是目前最常用的哮喘控制性药物。常用的有普米克都保（布地奈德/福莫特罗干粉吸入剂）、舒利迭（氟替卡松/沙美特罗替卡松粉吸入剂）。

3.茶碱类

具有增强呼吸肌的力量以及增强气道纤毛清除功能等，从而起到舒张支气管和气道抗感染作用，并具有强心、利尿、扩张冠状动脉、兴奋呼吸中枢等作用，是目前治疗哮喘的有效药物之一。氨茶碱和缓释茶碱是常用的口服制剂，尤其后者适用于夜间哮喘症状的控制。静脉给药主要用于重症和危重症哮喘。注射茶碱类药物应限制注射浓度，速度不超过0.25 mg/（kg·min），以防不良反应发生。其主要不良反应包括恶心、呕吐、心律失常、血压下降及尿多，偶可兴奋呼吸中枢，严重者可引起抽搐甚至死亡。由于茶碱的“治疗窗”较窄以及茶碱代谢存在较大个体差异，有条件的应在用药期间监测其血药浓度。发热、妊娠、小儿或老年，患有肝、心、肾功能障碍及甲状腺功能亢进者尤须慎用。合用西咪替丁、喹诺酮类、大环内酯类药物等可影响茶碱代谢而使其排泄减慢，尤应观察其不良反应的发生。

4.胆碱M受体拮抗剂

分为短效胆碱受体拮抗剂（SAMA）（维持4～6小时）和长效胆碱受体拮抗剂（LAMA）（维持24小时）两种制剂。异丙托溴铵是常用的短效制剂，常与β_2受体激动剂联合雾化应用，代表药可比特（异丙托溴铵/沙丁胺醇）。少数患者可有口苦或口干等不良反应。噻托溴铵是长效胆碱受体拮抗剂（LAMA）选择性 M_1、M_2 受体拮抗剂，目前主要用于哮喘合并 COPD 以及 COPD 患者的长期治疗。

5.白三烯拮抗剂

通过调节白三烯的生物活性而发挥抗感染作用，同时舒张支气管平滑肌，是目前除吸入性糖皮质激素外唯一可单独应用的哮喘控制性药物，尤其适用于阿司匹林哮喘、运动性哮喘和伴有过敏性鼻炎哮喘患者的治疗。常用药物为孟鲁司特和扎鲁司特。不良反应通常较轻微，主要是胃肠道症状，少数有皮疹、血管性水肿、转氨酶升高，停药后可恢复正常。

（四）病情观察

（1）哮喘发作时，协助患者取舒适卧位，监测生命体征、呼吸频率、血氧饱和度等指标，观察患者喘息、气急、胸闷或咳嗽等症状，是否出现三凹征，辅助呼吸肌参与呼吸运动，语言沟通困难，大汗淋漓等中重度哮喘的表现。当患者不能讲话、嗜睡或意识模糊、胸腹矛盾运动、哮鸣音减弱甚至消失、脉率变慢或不规则、严重低氧血症和高碳酸血症时，需转入 ICU 行机械通气治疗。

（2）注意患者有无鼻、咽痒、咳嗽、打喷嚏、流涕、胸闷等哮喘早期发作症状，对于夜间或凌晨反复发作的哮喘患者，应注意是否存在睡眠低氧表现，睡眠低氧可以诱发喘息、胸闷等症状。

（五）健康指导

（1）对哮喘患者进行哮喘知识教育，寻找变应原，有效改变环境，避免诱发因素，这要贯穿整个哮喘治疗全过程。

（2）指导患者定期复诊、检测肺功能，做好病情自我监测，掌握峰流速仪的使用方法，写哮喘日记。与医师、护士共同制定防止复发、保持长期稳定的方案。

（3）掌握正确吸入技术，如沙丁胺醇气雾剂、信必可都保、舒利迭的使用方法。知晓药物的作用和不良反应的预防。

（4）帮助患者养成规律性生活习惯，保持乐观情绪，避免精神紧张、剧烈运动、持续的喊叫等过度换气动作。

（5）熟悉哮喘发作的先兆表现，如打喷嚏、咳嗽、胸闷、喉结发痒等，学会在家中自行监测病情变化并进行评定，以及哮喘急性发作时进行简单的紧急自我处理方法，例如吸入沙丁胺醇气雾剂1～2喷、布地奈德1～2吸，缓解喘憋症状，尽快到医院就诊。

第六节　支气管扩张症

支气管扩张症是由于急、慢性呼吸道感染和支气管阻塞后，反复发生支气管炎症，致使支气管壁结构破坏，引起的支气管异常和持久性扩张。主要症状为慢性咳嗽，咳大量脓性痰和（或）反复咯血。

一、病因与发病机制

（一）支气管-肺组织感染和支气管阻塞

（1）支气管-肺组织感染包括细菌、真菌、分枝杆菌、病毒感染等。

（2）支气管阻塞包括外源性压迫、肿瘤、异物、黏液阻塞等，可导致肺不张。两者相互影响，促使支气管扩张的发生和发展。

继发于肺结核的多见于上肺叶；继发于支气管肺组织感染病变的支气管扩张常见于下肺，尤以左下肺多见。

（二）先天性发育障碍和遗传因素

原发性免疫缺陷病或继发性免疫缺陷病、先天性疾病（α_1-抗胰蛋白酶缺乏症、纤毛结构缺陷、囊性纤维化）、先天性结构缺损（黄甲综合征、软骨缺陷）、移植术后等会损伤宿主气道清除机制和防御功能，使其清除分泌物的能力下降，易发生感染和炎症。

（三）支气管外部的牵拉作用

肺组织的慢性感染或结核病灶愈合后的纤维组织牵拉，也可导致支气管扩张。

二、临床表现

（一）症状

持续或反复的咳嗽、咳痰或咳脓痰（痰量估计：轻度，少于 10 mL/d；中度，10～150 mL/d；重度，多于 150 mL/d），反复咯血，如有反复肺部感染，可出现发热、乏力、食欲缺乏等慢性感染中毒症状。感染时痰液静置后分层：上层为泡沫，下悬脓性成分，中层为混浊黏液，下层为坏死组织沉淀物。如患者仅以反复咯血为唯一症状则为干性支气管扩张。

（二）体征

早期或干性支气管扩张肺部体征可无异常，病变严重或继发感染时，在下胸部、背部可闻及固定而持久的局限性粗湿啰音，有时可闻及哮鸣音，部分患者伴有杵状指（趾）。出现肺气肿、肺源性心脏病等并发症时有相应体征。

三、辅助检查

（一）实验室检查

痰液检查显显示含有丰富的中性粒细胞、多种微生物，痰涂片及细菌培养结果可指导抗生素治疗。

（二）影像学检查

胸部 X 线检查示囊状支气管扩张的气道表现为显著的囊腔，纵切面可显示“双轨征”，横切面显示“环形阴影”，并可见气道壁增厚。胸部 CT 检查横断显示扩张的支气管。

（三）其他检查

纤维支气管镜检查有助于发现患者的出血、扩张或阻塞部位。肺功能检查可以证实有弥漫性支气管扩张或相关的阻塞性肺病导致的气流受限。

四、治疗要点

支气管扩张症的治疗原则是保持呼吸道通畅，控制感染，改善气流受限，处理咯血，积极治疗基础疾病，必要时进行手术治疗。

五、护理措施

（一）一般护理

（1）保持口腔清洁，指导患者咳嗽后、进食前后漱口。备好痰杯，记录痰量。根据咯血患者出血情况，备好负压吸引装置。

（2）卧位与休息：患者取舒适体位或坐位，指导有效咳嗽、咳痰。咯血患者取侧卧位或半卧位，头偏向一侧。

（二）饮食护理

给予患者高热量、高蛋白质、富含维生素饮食，避免冰冷食物诱发咳嗽，少量多餐，保证充足的饮水量，每天 1500 mL 以上。咯血患者宜进食温凉软食，避免食用过硬食物。

（三）保持呼吸道通畅

评估患者状态行体位引流，即利用重力作用促进呼吸道分泌物流入气道，排出体外。

（1）引流前做好准备及对患者的宣教，监测生命体征，听诊肺部明显病变部位，引流前 15 分钟遵医嘱给予患者支气管舒张剂。备好排痰用的纸巾或可弃去的一次性容器。

（2）引流体位：根据患者耐受情况，抬高病灶部位的体位，使引流支气管开口向下。有利于潴留的分泌物随重力作用流入支气管和气管排出。

（3）引流时间：结合患者的状况，每天 1～3 次，每次 15～20 分钟，一般在饭前或清晨。

（4）引流时观察患者有无出汗、脉搏细弱、头晕、疲劳、面色苍白等症状，如患者出现心率超过 120 次/分，心律失常、高血压、低血压、眩晕或发绀，应立刻停止引流并通知医师。

（5）引流过程中，指导患者做腹式呼吸，辅以胸部叩击或震荡。

（6）引流结束后协助患者取舒适卧位，漱口，观察痰液性质、颜色、量，做好记录。给予清水或漱口剂漱口，保持口腔清洁减少呼吸道感染的机会。

（四）用药护理

遵医嘱使用支气管舒张剂、祛痰剂、抗生素等，观察用药物后的反应。雾化吸入后协助叩背排痰、排痰机排痰。支气管扩张剂可改善气流受限并帮助清除分泌物，对伴有气道高反应及可逆性气流受限的患者常有明显疗效。化痰药物以及振动、拍背及体位引流等胸部物理治疗均有助于清除气道分泌物。为改善分泌物清除，应强调体位引流和雾化吸入乙酰半胱氨酸，后者可降低痰液黏稠度，使痰液液化，易于咳出。

（五）病情观察

监测患者生命体征，观察咳嗽，痰液的量、颜色、气味和黏稠度，与体位的关系，痰液静置后是否有分层现象，记录24小时痰液排出量。观察咯血的颜色、性质、量。注意患者是否有发热、乏力、贫血等全身症状，病情严重时患者可有发绀、气促等表现。对大咯血及意识不清的患者，观察有无窒息征象。

（六）健康指导

（1）指导患者学会有效咳嗽，胸部叩击、雾化吸入、体位引流的方法，保持引流通畅。戒烟，避免烟雾和灰尘刺激。

（2）预防感冒，合理饮食，增强机体抵抗力，建立良好生活习惯，劳逸结合，必要时可给予预防接种。一旦发现症状加重，及时就医。

（3）学会咳嗽、咯血等症状的监测，记录每日痰量，观察痰液的颜色、咳痰的难易程度，早期发现感染征兆，如痰量增加，脓性成分增多，应及时就诊。

（4）有低氧的患者，指导其正确进行家庭氧疗。

第三章 心内科护理

第一节 急性心力衰竭

急性心力衰竭是指因急性心脏病变引起心排血量急剧降低而导致的组织器官灌注不足和急性淤血综合征。临床上以急性左心衰竭较为常见，主要表现为肺水肿或心源性休克，是严重的急危重症，抢救是否及时、合理与患者预后密切相关。急性右心衰竭即急性肺源性心脏病，主要由大面积肺梗死所致。

一、病因与发病机制

出现心排血量急剧降低和肺静脉压突然升高的心脏结构或功能性突发异常，均可导致急性左心衰竭。

（一）急性弥漫性心肌损害

急性弥漫性心肌损害引起心肌收缩力急剧下降，如急性广泛心肌梗死、急性重症心肌炎等。

（二）急性机械性阻塞

急性机械性阻塞引起心脏压力负荷突然加重，排血受阻，如严重的心瓣膜狭窄、心室流出道梗阻、心房内血栓或黏液瘤嵌顿、动脉主干或大分支栓塞等。

（三）急性心脏容量负荷加重

如外伤、急性心肌梗死或感染性心内膜炎等引起的心瓣膜损害穿孔、腱索断裂导致瓣膜急性反流、心室乳头肌功能不全、间隔穿孔，主动脉窦动脉瘤破裂入心腔，以及静脉输血或输液过多或过快等。

（四）急性心室舒张受限

如急性大量心包积液或积血、快速异位心律等。

（五）严重的心律失常

严重的心律失常使心脏暂停排血或排血量显著减少，如心室颤动和其他严重的室性心律失常、心室暂停、显著的心动过缓等。

上述原因导致心排血量急剧减少，左室舒张末期压迅速升高，肺静脉回流不畅，肺静脉压快速升高，肺毛细血管压随之升高，使血管内液体渗入到肺间质和肺泡内，形成急性肺水肿。肺水肿早期，可因交感神经激活使血压升高，但随着病情的持续进展，血管反应性减弱，血压将逐步下降。

二、临床表现

根据心排血功能减退的程度、速度、持续时间以及代偿程度的不同，急性心力衰竭可表现为晕厥、休克、急性肺水肿和心搏骤停。急性肺水肿，表现为突发严重的呼吸困难，呼吸频率常达 30～40 次/分，患者强迫坐位，面色灰白，口唇发绀，大汗，烦躁，同时频繁咳嗽，咳粉红色泡沫状痰，极重者可因脑缺氧而致神志模糊。发病开始可有一过性血压升高，病情如不缓解，血压则持续下降直至休克；两肺布满湿性啰音和哮鸣音，心率快，心尖部第一心音减弱，可同时伴有舒张早期第三心音奔马律，肺动脉瓣第二心音亢进。

三、治疗

急性左心衰竭病情危急，其高度呼吸困难和缺氧是致命性威胁，必须尽快使之缓解。

（一）体位

患者取坐位或半卧位，两腿下垂，以减少静脉回流，降低心脏前负荷。

（二）吸氧

立即高流量鼻导管给氧，对病情特别严重者应采用面罩呼吸机持续加压给氧，以增加肺泡内压，加强气体交换并对抗组织液向肺泡内渗透。在吸氧的同时使用抗泡沫剂，可使肺泡内泡沫消失，增加气体交换面积。一般可用 20%～30%的乙醇置于氧气滤瓶中随氧气吸入，若患者不能耐受，可降低乙醇浓度或间断给予。

（三）镇静剂

吗啡 3～5 mg 稀释后缓慢静脉注射，必要时每隔 15 分钟重复一次，共 2～3 次。吗啡既可迅速扩张体静脉，减少回心血量，降低左心房压力和心脏前负荷，又可减少患者躁动和呼吸困难，降低周围小血管阻力，减轻心脏后负荷，增加心排血量。但对老年患者尤其伴有阻塞性肺病、低血压或休克等患者，吗啡易致呼吸抑制，应慎用或禁用，需要时可酌减剂量或改为肌内注射或改用哌替啶。

（四）快速利尿

呋塞米 20～40 mg 于 2 分钟内静脉注射，10 分钟内可起效，15～30 分钟尿量开始增多，60 分钟药效达到高峰，作用持续 3～4 小时，4 小时后可重复一次。除利尿作用外，本药还有静脉扩张作用，有利于缓解肺水肿。

（五）血管扩张剂

1.硝普钠

动、静脉血管扩张剂，尤其适用于高血压性心脏病引起的肺水肿，静脉用药后 2～5 分钟起效。一般初始剂量为 0.5 μg/min 静脉滴注，然后根据血压调整用量，一般每 5 分钟增加 5～10 μg/min，直至症状缓解或使收缩压维持在 100 mmHg 左右。注意在调整用药剂量的最初阶段，要密切观察血压变化，以免血压发生极端变化。对原有高血压者，血压降低幅度（绝对值）以不超过 30 mmHg 为度。硝普钠含有氰化物，长期连续用药可致氰化物中毒，一般连续用药不宜超过 7 天。

2.硝酸甘油

硝酸甘油可扩张小静脉，降低回心血量，使左心室舒张期末压及肺血管压降低，大剂量使用还可扩张小动脉而具有降压作用。可先试用舌下含服，也可直接以 10 μg/min 开始静脉滴注，然后每 5～10 分钟增加 5～10 μg/min，直至症状缓解或血压达到上述水平。

（六）其他辅助治疗

1.氨茶碱

氨茶碱可解除支气管痉挛，并有一定的正性肌力、扩血管和利尿作用，对缓解症状起辅助作用。

2.洋地黄制剂

洋地黄制剂最适合用于室上性快速性心律失常引起的肺水肿。毛花苷C首剂0.4～0.8 mg，稀释后静脉注射，2小时后可酌情再给予0.2～0.4 mg；地高辛0.5～0.75 mg，稀释后静脉注射。注意洋地黄类药物对二尖瓣狭窄所致的肺水肿无效，但对伴有心房颤动并快速心室率者，可减慢心室率，有利于肺水肿的缓解。

3.α_1受体阻滞剂

α_1受体阻滞剂以扩张小动脉为主。酚妥拉明以0.1～1 mg/min开始静脉滴注，根据血压每5～10分钟调整一次剂量，最大剂量可增至1.5～2 mg/min，注意监测血压。本药可引起心动过速，目前已较少应用。乌拉地尔25 mg静脉注射，如血压无明显降低，可重复用药，然后以0.4～2 mg/min的速度静脉滴注，并根据血压调整滴速。

4.低血压患者

伴有低血压者，宜先用多巴酚丁胺2.88～14.4 mg/（kg・d）保持收缩压在100 mmHg以上，再用扩血管药物。

5.静脉穿刺

放血300～500 mL，尤用于血容量负荷过重所致的肺水肿。

6.重症患者

重症患者应采用漂浮导管行床边血流动力学监测，以参考动脉血压及肺毛细血管压的变化调整用药。

7.其他

急性症状缓解后，应着手解除诱因和治疗基本病因。

四、护理

（1）立即协助患者取坐位，双腿下垂，减少回心血量从而减轻肺水肿。

（2）高流量氧气吸入6～8 L/min，并通过20%～30%的乙醇湿化，使肺泡内泡沫的表面张力降低而破裂，改善肺泡通气。吸氧时间不宜过长，以免引起乙醇中毒。

（3）严密观察患者病情变化，注意观察患者的生命体征，判断患者呼吸困难的程度，观察咳痰的情况、痰的性质和量，肺内啰音的变化，定时给患者叩背，协助患者咳嗽、排痰，保持呼吸道通畅。

（4）迅速建立静脉通道，遵医嘱正确使用药物，观察药物不良反应。使用利尿剂应严格记录尿量；使用血管扩张剂要注意输液速度和血压变化，防止低血压发生。硝普钠要现用现配，避光静脉滴注，防止低血压；洋地黄制剂静脉使用时要注意稀释，速度缓慢、均匀，并注意心率变化。

（5）注意监测尿量、血气分析结果、心电图的变化，对于安置气囊漂浮导管的患者应监测各项指标的变化。

（6）急性心功能不全患者常因呼吸困难而烦躁不安，当发生焦虑或恐惧时，应多陪伴患者，向其解释检查和治疗的目的，告诉患者医护人员正在积极采取措施，不适症状会逐渐缓解。严重躁动的患者可遵医嘱给予吗啡镇静。

第二节　慢性心力衰竭

慢性心力衰竭也称慢性充血性心力衰竭，是大多数心血管疾病的最终归宿，也是最主要的死亡原因。在西方国家，心力衰竭的基础心脏病构成以高血压、冠心病为主，我国过去以心瓣膜病为主，但近年来高血压、冠心病所占比例呈明显上升趋势。

一、病因

（一）基本病因

几乎所有的心脏或大血管疾病最终均可引起心力衰竭。心力衰竭是反映心脏的泵血功能发生障碍，即心肌的舒缩功能不全。引起心力衰竭的最常见病因是心肌本身的病变，也可以是心脏负荷过重，或是心脏舒张受限，或上述因素并存。

1.原发性心肌损害

（1）缺血性心肌损害：心肌缺血和心肌梗死是引起心力衰竭最常见的原因之一。

（2）心肌炎和心肌病：心肌炎症、变性或坏死（如风湿性或病毒性心肌炎、白喉性心肌坏死等），以及各种类型的心肌病和结缔组织病心肌损害等，均可引起节段性或弥漫性心肌损害，导致心肌舒缩功能障碍，其中以病毒性心肌炎和原发性扩张型心肌病最为常见。

（3）心肌代谢障碍性疾病：可见于原发心肌病变如冠心病、肺心病等所导致的心肌能量代谢障碍，也可见于继发性代谢障碍如糖尿病心肌病、高原病、休克、严重贫血，以及少见的维生素 B_1 缺乏和心肌淀粉样变性等。

2.心脏负荷过重

（1）压力负荷过重：压力负荷即后负荷，是指心脏在收缩时所承受的阻抗负荷。引起左、右心室压力负荷过重的常见疾病包括高血压、主动脉流出道受阻（如主动脉瓣狭窄、主动脉狭窄、梗阻性肥厚型心肌病）以及肺动脉血流受阻（如肺动脉高压、肺动脉瓣狭窄、肺动脉狭窄、阻塞性肺病、肺栓塞）等。

为了克服增高的射血阻力，保证射血量，心室肌早期会发生代偿性肥厚；而持久的负荷过重，会导致心肌发生结构和功能改变，心脏功能代偿失调，最终导致心力衰竭。

（2）容量负荷过重：容量负荷即前负荷，是指心脏在舒张期所承受的容量负荷。容量负荷过重见于以下情况：①心脏瓣膜关闭不全，引起血液反流，加重受血心腔负担，如主动脉瓣、二尖瓣、肺动脉瓣或三尖瓣的关闭不全。②先天性分流性心血管病，包括左向右分流或右向左分流，如房间隔缺损、室间隔缺损、动脉导管未闭和动-静脉瘘等，可加重供血心腔负担。③伴有全身血容量增多或循环血量增多的疾病，如慢性贫血或严重贫血、甲状腺功能亢进症、脚气性心脏病等。

在容量负荷增加早期，心室腔代偿性扩大，心肌收缩功能尚能维持正常，但超过一定限度后，心肌结构和功能将发生改变，即出现心功能失代偿，最终导致心力衰竭。

3.心脏舒张受限

心脏舒张受限见于二尖瓣狭窄、心包缩窄、心脏压塞和原发性限制型心肌病等，可引起心室充盈受限，回心血量下降，导致肺循环或体循环充血。

（二）诱因

心力衰竭往往由一些增加心脏负荷的因素所诱发。常见的诱发因素有以下几点。

1.感染

呼吸道感染最常见，其他感染如风湿活动、感染性心内膜炎、泌尿系统感染和各种变态反应性炎症等，也可诱发心力衰竭。感染可直接造成心肌损害，也可因其所致发热、代谢亢进和窦性心动过速等增加心脏负荷。

2.心律失常

各种类型的快速性心律失常可导致心排血量下降，增加心肌耗氧量，诱发或加重心肌缺血，其中心房颤动是器质性心脏病最常见的心律失常之一，也是心力衰竭最重要的诱发因素。严重的缓慢性心律失常可直接降低心排血量，诱发心力衰竭。

3.血容量增加

如饮食过度、摄入钠盐过多、输入液体过快、短期内输入液体过多等，均可诱发心力衰竭。

4.过度体力活动或情绪激动

过度体力活动、情绪激动和气候变化等，可增加心脏负荷，诱发心力衰竭。

5.贫血或出血

慢性贫血可致心排血量和心脏负荷增加，同时血红蛋白摄氧量减少，使心肌缺血缺氧甚至坏死，可导致贫血性心脏病。大量出血使血容量减少，回心血量和心排血量降低，并使心肌供血量减少和反射性心率加快，心肌耗氧量增加，导致心肌缺血缺氧，诱发心力衰竭。

6.其他因素

（1）妊娠和分娩。

（2）肺栓塞。

（3）治疗方法不当，如洋地黄过量或不足，不恰当停用降血压药等。

（4）原有心脏病变加重或并发其他疾病，如心肌缺血进展为心肌梗死、风湿性心瓣膜病风湿活动合并甲状腺功能亢进症等。

二、病理解剖和病理生理

慢性心力衰竭的病理解剖改变包括以下三种：①心脏改变。如心肌肥厚和心腔扩大等。②器官充血性改变。包括肺循环和体循环充血。③血栓形成。包括心房和心室附壁血栓、动脉或静脉血栓形成及器官梗死。心腔内附壁血栓是心力衰竭较特异的病理改变，常见于左、右心耳和左心室心尖部；左侧心腔附壁血栓脱落，可引起体循环动脉的栓塞，栓塞部位多见于腹主动脉分支和主动脉分叉处，可导致脑、肾、四肢、脾和肠系膜等梗死。静脉血栓形成大多是由于患者长期卧床、血流迟缓引起，多见于下肢静脉，可导致肺栓塞和肺梗死。

心力衰竭时的病理生理改变十分复杂，当心肌舒缩功能发生障碍时，最根本的问题是出现心排血量下降和血流动力学障碍。此时机体可通过多种代偿机制使心功能在一定时期内维持相对正常，但这些代偿机制的作用有限，且过度代偿均有其负性效应，各种代偿机制相互作用，还会衍生出更多反应，因此，最终会发生心功能失代偿，出现心力衰竭。

（一）代偿机制

1.Frank-Starling 机制

正常情况下，心搏量或心排血量与其前负荷（即回心血量）的大小成正比，即增加心脏的前负荷，可使回心血量增多，心室舒张末期容积增大，从而在一定程度上增加心排血量，提高心脏做功，维持心脏功能。但前负荷的增加，同时意味着心室扩张和舒张末期压升高，于是心房压和静脉压也升高，当后者达到一定程度时，就会出现肺静脉或腔静脉系统的充血。因此，目前负荷不足或增加过度，均可导致心搏量的减少。对左心室而言，使其心搏量达峰值的舒张末期压为 15～18 mmHg。

2.心肌肥厚

心肌肥厚常常是心脏后负荷增高时的主要代偿机制。心肌肥厚可增强心肌收缩力，克服后负荷阻力，使心排血量在相当长的时间内维持正常，患者可无心功能不全的症状。但肥厚的心肌顺应性差，舒张功能降低，心室舒张末期压升高，客观上已存在心功能障碍。心肌肥厚时，心肌细胞数并不增多，而是以心肌纤维增多为主，细胞核及作为供能物质的线粒体也增大、增多，但增大程度和速度均落后于心肌纤维的增多，故整体上表现为心肌能源的不足，最终会导致心肌细胞死亡。

3.神经体液的改变

当心排血量不足、心腔压力升高时，机体全面启动神经体液调节机制进行代偿。

（1）交感-肾上腺素能系统（SAS）活性增强：心力衰竭时心搏量和血压降低，通过动脉压力感受器反射性激活 SAS，使肾上腺儿茶酚胺分泌增多，产生一系列改变。①去甲肾上腺素作用于心肌细胞β_1肾上腺素能受体，增强心肌收缩力并提高心率，在一定程度上增加心排血量。②交感神经兴奋可使外周血管收缩，增加回心血量和提高动脉压，以保证重要脏器的血液供应。然而，交感神经张力的持续和过度增高，其一增加心脏后负荷，加快心率，增加心肌耗氧量；其二引起心脏β受体下调，使其介导的腺苷酸环化酶活性降低，并激活肾素-血管紧张素-醛固酮系统；其三去甲肾上腺素对心肌细胞有直接的毒性作用，可促使心肌细胞凋亡，参与心脏重构。③交感活性升高，使肾灌注压下降，刺激肾素释放，激活肾素-血管紧张素系统（RAS）。④兴奋心脏α_1和β受体，促进心肌细胞生长。

（2）肾素-血管紧张素-醛固酮系统（RAAS）活性增强：心排血量降低，肾血流量随之减少，RAAS 因此被激活。RAAS 激活后，一方面可使心肌收缩力增强，周围血管收缩，以维持血压，调节血液再分配，保证心、脑等重要脏器的血液供应；另一方面，醛固酮分泌增加，使钠、水潴留，增加总血容量和心脏前负荷，维持心排血量，改善心功能。但血容量的过度增加会加重心力衰竭。

（二）心肌损害和心室重构

原发性心肌损害和心脏负荷过重使心脏功能受损，导致上述心室扩大或心室肥厚等各种组织结构性变化，这一病理过程称为心室重构。心室重构包括心肌细胞、细胞外基质、胶原纤维网等一系列改变，临床表现为心肌重量和心室容量的增加，以及心室形态的改变（横径增加呈球形）。大量研究表明，心力衰竭发生和发展的基本机制是心室重构。由于基础心脏病的性质和进展速度不同，各种代偿机制复杂多样，心室扩大及肥厚的程度与心功能状态并不平行，如有些患者心脏扩大或肥厚已十分明显，但临床上可无心力衰竭表现。如果基础心脏病病因不能解除，即使没有新的心肌损害，但随着时间的推移，心室重构自身过程仍可不断发展，最终必然会出现心力衰竭。在心力衰竭发生过程中，除了各种代偿机制的负面影响外，心肌细胞的能量供应相对或绝对不足，以及能量利用障碍导致心肌细胞坏死和纤维化，也是一个重要的因素。心肌细胞的减少使心肌整体收缩力下降，纤维化的增加又使心室的顺应性下降，重构更趋明显，心力衰竭更加严重。

（三）舒张功能不全

心脏舒张功能不全可分为两种：一种是主动舒张功能障碍，多因心肌细胞能量供应不足，Ca^{2+}不能及时被肌浆网摄回和泵出胞外所致，如冠心病有明显心肌缺血时，在出现收缩功能障碍前即可出现舒张功能障碍；另一种是由心室肌的顺应性减退及充盈障碍所致，主要见于心室肥厚如高血压和肥厚型心肌病时，这一类病变可显著影响心室的充盈，当左心室舒张末期压过高时，肺循环出现高压和淤血，即舒张性心功能不全，此时心肌的收缩功能尚可保持较好，心排血量也可无明显降低，这种情况多见于高血压和冠心病。需要指出的是，当容量负荷增加、心室扩大时，心室的顺应性是增加的，此时即使有心室肥厚也不会出现此类舒张性心功能不全。

三、临床表现

临床上左心衰竭最为常见，单纯右心衰竭较少见。全心衰竭可由左心衰竭后继发右心衰竭而致，但更多见于严重广泛心肌病变而同时波及左心和右心者。

（一）左心衰竭

左心衰竭以肺循环淤血及心排血量降低为主要表现。

1.症状

（1）呼吸困难：呼吸困难是左心衰竭最主要的症状。①劳力性呼吸困难是左心衰竭最早出现的症状，是指劳力导致的呼吸困难。因为运动可使回心血量增加，左房压力升高，从而加重肺淤血。引起呼吸困难的运动量随心力衰竭程度的加重而降低。②端坐呼吸：当肺淤血达到一定程度时，患者不能平卧，而被迫取坐位或半卧位呼吸。因平卧时回心血量增多且膈肌上抬，使呼吸更为困难，患者必须取高枕卧位、半卧位甚至端坐位，方可使憋气减轻。③夜间阵发性呼吸困难又称“心源性哮喘”，是左心室衰竭早期的典型表现，患者表现为在入睡后突然因憋气、窒息或恐惧感而惊醒，并被迫迅速采取坐位，以期缓解喘憋症状。发作时可伴有呼吸深快，重者可有肺部哮鸣音。发生机制主要是使患者平卧使血液重新分配，肺血量增加。夜间迷走神经张力增加、小支气管收缩、膈肌上抬和肺活量减少等也是促发因素。④急性肺水肿是“心源性哮喘”的进一步发展，是左心衰竭所致呼吸困难最严重的表现形式。

（2）咳嗽、咳痰、咯血：咳嗽、咳痰是由肺泡和支气管黏膜淤血所致，开始常发生于夜间，以白色浆液性泡沫状痰为特点，偶可见痰中带血丝，坐位或立位可使咳嗽减轻。长期慢性淤血性肺静脉压力升高，可促发肺循环与支气管血液循环之间形成侧支，并在支气管黏膜下形成扩张的血管床，这种血管很容易破裂而引起大咯血。

（3）乏力、疲倦、头晕、心慌：这些症状是由心排血量不足致器官、组织灌注不足，以及代偿性心率加快所致。

（4）陈-施呼吸：见于严重心力衰竭患者，表示预后不良。表现为呼吸有节律地由暂停逐渐加快、加深，再逐渐减慢、变浅，直至呼吸暂停，0.5～1 分钟后再呼吸，如此周而复始。发生机制：心力衰竭致脑部缺血缺氧，呼吸中枢敏感性降低，呼吸减弱，二氧化碳潴留；待二氧化碳潴留到一定量时兴奋呼吸中枢，使呼吸加快加深，排出二氧化碳；随着二氧化碳的排出，呼吸中枢又逐渐转入抑制状态，呼吸又减弱直至暂停。严重脑缺氧者，还可伴有嗜睡、烦躁和神志错乱等。

（5）泌尿系统症状：严重的左心衰竭使血液进行再分配时，首先是肾血流量的明显减少，患者可出现少尿。长期慢性肾血流量减少，可有肾功能不全的相应症状。

2.体征

除原有心脏病体征外，还可有以下几方面体征。

（1）一般体征：重症者可出现口唇发绀、黄疸、颧部潮红，以及脉快、脉压减小、收缩压降低等；外周血管收缩可表现为四肢末梢苍白、发冷和指趾发绀等。

（2）心脏体征：慢性左心衰竭者，一般均有心脏扩大（单纯舒张性左心衰竭除外），肺动脉瓣区第二心音亢进，心尖区可闻及收缩期杂音和舒张期奔马律，可出现交替脉。

（3）肺部体征：肺底部湿啰音是左心衰竭肺部的主要特征和早期体征，是由肺毛细血管压增高使液体渗出到肺泡所致。随着病情由轻到重，湿啰音可从局限于肺底部逐渐扩展，直至全肺。此种湿啰音有别于炎症性啰音而成“移动性”，即啰音较多出现在卧位时朝下一侧的胸部。间质性肺水肿时，肺部无干湿啰音，仅有呼吸音减低。约25%的患者出现胸腔积液。

（二）右心衰竭

右心衰竭以体静脉淤血为主要表现。

1.症状

（1）消化道症状：为右心衰竭最常见症状，包括腹胀、食欲减退、恶心、呕吐、便秘、上腹隐痛及右上腹不适、肝区疼痛等，系胃肠道和肝脏淤血所致。

（2）劳力性呼吸困难：无论是继发于左心衰竭的右心衰竭，还是分流性先天性心脏病或肺部疾患所致的单纯性右心衰竭，均可出现不同程度的呼吸困难。

（3）泌尿系统症状：肾淤血可引起肾功能减退，白天尿少，夜尿增多。

2.体征

除原有心脏病体征外，还可有以下几方面体征。

（1）颈静脉征：颈静脉搏动增强、充盈、怒张是右心衰竭时的早期征象，由静脉压增高所致，常以右侧颈静脉较明显。表现为半卧位或坐位时在锁骨上方见颈外静脉充盈，或充盈最高点距胸骨角水平10 cm以上。肝-颈静脉反流征可呈阳性。

（2）肝脏肿大、压痛和腹腔积液：是右心衰竭较早出现和最重要的体征之一。肝脏因淤血肿大常伴压痛，持续慢性右心衰竭可导致心源性肝硬化，晚期可出现黄疸、肝功能损害和大量腹腔积液。

（3）水肿：发生于颈静脉充盈和肝脏肿大之后。体静脉压力升高使皮肤等软组织出现水肿，其特征为最先出现于身体最低垂的部位如踝部或骶部，并随病情的加重逐渐向上进展，直至延及全身；水肿发展缓慢，常有对称性和可压陷性。

（4）胸腔和心包积液：由体静脉压力增高所致，因胸膜静脉有一部分回流到肺静脉，故胸腔积液更多见于全心衰竭，以双侧多见，如为单侧则以右侧更为多见，这可能与右膈下肝淤血有关。有时出现少量心包积液，但不会引起心脏压塞。

（5）心脏体征：可因右心室显著扩大而出现相对性三尖瓣关闭不全的反流性杂音，有时在心前区听到舒张早期奔马律。

（三）全心衰竭

左心衰竭可继发右心衰竭而形成全心衰竭。当右心衰竭出现之后，右心排血量减少，此时由左心衰竭引起的阵发性呼吸困难等肺淤血症状反而有所减轻。扩张型心肌病等表现为左、右心同时衰竭者，肺淤血症状往往不很严重，左心衰竭的主要表现是心排血量减少的相关症状和体征。

（四）舒张性心力衰竭

舒张性心力衰竭是指在心室收缩功能正常的情况下，心室松弛性和顺应性减低使心室充盈量减少和充盈压升高，导致肺循环和体循环淤血的综合征。研究表明，20%～40%的心力衰竭患者左心室收缩功能正常（除外心瓣膜病）而存在心室舒张功能受损，并引起症状，其余为收缩性心力衰竭合并不同程度的舒张性心力衰竭，且后者往往比前者出现早。舒张性心力衰竭的临床表现可从无症状、运动耐力下降到气促、肺水肿。多普勒超声心动图可用于诊断舒张性心力衰竭。

（五）心功能的判断和分级

对心力衰竭患者进行心功能分级，可大体上反映病情的严重程度，有助于治疗措施的选择、劳动能力的评定以及患者预后的判断。

NYHA 分级即 1978 年美国纽约心脏病学会（NYHA）提出的分级方案，该分级方法简便易行，几十年来为临床医师所习用。主要是根据患者的自觉症状将心功能分为以下四级。

Ⅰ级：患有心脏病，但体力活动不受限，日常活动不引起过度乏力、心悸、呼吸困难或心绞痛等症状。

Ⅱ级：患有心脏病，体力活动轻度受限，休息时无症状，但日常活动可出现上述症状。也称Ⅰ度或轻度心力衰竭。

Ⅲ级：患有心脏病，体力活动明显受限，轻于日常的活动即可引起上述症状。也称Ⅱ度或中度心力衰竭。

Ⅳ级：患有心脏病，不能从事任何体力活动，休息状态下也可出现心力衰竭症状，并可在任何体力活动后加重。也称Ⅲ度或重度心力衰竭。

四、辅助检查

（一）常规检查

1.末梢血液检查

检查结果可有贫血、白细胞增加及核左移等。

2.尿常规检查

检查结果可有蛋白尿、管型尿等。

3.水电解质检查

检查结果可有低钾血症、低钠血症和代谢性酸中毒等。

4.肝肾功能检查

检查结果可有肝功能异常和血尿素氮、肌酐水平升高等。

（二）超声心动图检查

该检查比 X 线能更准确地呈现心包、各心腔大小变化、心瓣膜结构及心功能等情况。

1.收缩功能

射血分数（EF）可以反映心室的收缩功能，以心室收缩末期及舒张末期的容量差值来计算 EF 值，虽不够精确，但方便实用。正常左心室射血分数（LVEF）值>50%，运动时至少增加 5%。

2.舒张功能

超声多普勒是临床上最实用的判断心室舒张功能的方法。若心动周期中舒张早期心室充盈速度最大值为 E 峰，舒张晚期（心房收缩期）心室充盈最大值为 A 峰，则 E/A 值可反映心室舒张功能。正常人 E/A 值≥1.2，中青年应更大。心室舒张功能不全时，E 峰下降，A 峰增高，则 E/A 值降低。如同时记录心电图还可测定心室等容舒张期时间（C-D 值），该指标可反映心室的主动舒张功能。

（三）X 线检查

1.心脏扩大

心影的大小及外形不仅为心脏病的病因诊断提供重要的参考资料，还可根据心脏扩大的程度和动态改变间接地反映心脏功能状态。

2.肺淤血

肺淤血的有无及其程度直接反映心功能状态。早期肺静脉压增高时，主要表现为肺静脉扩张，肺门血管影增强，上肺血管影增多，甚至多于下肺。当肺静脉压力超过 25～30 mmHg 时，出现间质性肺水肿，肺野模糊，在肺野外侧还可出现水平线状影 Kerley B 线，提示肺小叶间隔内积液，是慢性肺淤血的特征性表现，严重者可出现胸腔积液。急性肺泡性肺水肿时肺门呈蝴蝶状，肺野可见大片融合阴影。

（四）放射性核素心室造影及核素心肌灌注显像

核素心室造影可准确测定左心室容量、LVEF 及室壁运动情况；核素心肌灌注显像可诊断心肌缺血和心肌梗死，对鉴别扩张型心肌病和缺血性心肌病有一定帮助。

（五）心-肺吸氧运动试验

本试验仅适用于慢性稳定性心力衰竭患者。在运动状态下测定患者对运动的耐受量，更能说明心脏的功能状态。由于运动时肌肉的耗氧量增高，故所需心排血量也相应地增加。正常人耗氧量每增加 100 mL/（min・m^2），心排血量需增加 600 mL/（min・m^2）。当患者的心排血量不能满足运动的需要时，肌肉组织就需要从流经自身的单位容积的血液中摄取更多的氧，结果使动-静脉血氧差值增大。此时当氧供应绝对不足时，就会出现无氧代谢，乳酸增加，呼气中二氧化碳含量增加。

1.最大耗氧量

该试验中的最大耗氧量（$VO_{2\,max}$）是指即使运动量继续增加，耗氧量也不再增加（已达峰值）时的氧耗量，表明此时心排血量已不能按需要继续增加。心功能正常时，$VO_{2\,max}$>20 mL/（min·kg），轻度至中度心功能受损时为16～20 mL/（min·kg），中度至重度心功能损害时为10～15 mL/（min·kg），极重度心功能损害时低于10 mL/（min·kg）。

2.无氧阈值

无氧阈值即呼气中二氧化碳的增长超过了氧耗量的增长，标志着无氧代谢的出现。通常用出现两者增加不成比例时的氧耗量作为代表值，此值越低，说明心功能越差。

（六）有创性血流动力学检查

床边漂浮导管仍然是常用的心功能有创检查方法。方法为经静脉插管直至肺小动脉，测定各部位的压力及血液含氧量，再计算心脏指数（CI）及肺小动脉楔压（PCWP），可直接反映左心功能。正常值：CI>2.5 L/（min·m^2），PCWP<12 mmHg。

五、治疗

（一）治疗原则和目的

慢性心力衰竭的短期治疗如纠正血流动力学异常、缓解症状等，并不能降低患者死亡率和改善长期预后。因此，治疗心力衰竭必须从长计议，采取综合措施，包括治疗病因，调节心力衰竭代偿机制，以及减少其负面效应如拮抗神经体液因子的过分激活等，既要改善症状，又要达到以下几方面目的：①提高运动耐量，改善生活质量。②阻止或延缓心室重构，防止心肌损害进一步加重。③延长寿命，降低死亡率。

（二）治疗方法

1.病因治疗

（1）治疗基本病因：大多数心力衰竭的病因都有针对性治疗方法，如控制高血压、改善冠心病心肌缺血、手术治疗心瓣膜病以及矫治先天畸形等。但病因治疗的最大障碍是发现和治疗太晚，很多患者常满足于短期治疗缓解症状而拖延时日，最终发展为严重的心力衰竭而失去良好的治疗时机。

（2）消除诱因：最常见的诱因为感染，特别是呼吸道感染，应积极选用适当的抗生素治疗；对于发热持续 1 周以上者应警惕感染性心内膜炎的可能。心律失常特别是心房颤动是诱发心力衰竭的常见原因，对于心室率很快的心房颤动，如不能及时复律则应尽快控制心室率。潜在的甲状腺功能亢进症、贫血等也可能是心力衰竭加重的原因，应注意诊断和纠正。

2.一般治疗

（1）休息和镇静：包括控制体力和心理活动，必要时可给予镇静剂以保障患者休息，但对严重心力衰竭患者应慎用镇静剂。休息可以减轻心脏负荷，减慢心率，增加冠状动脉供血，有利于改善心功能。但长期卧床易形成下肢静脉血栓，甚至导致肺栓塞，同时使消化吸收功能减弱，肌肉萎缩。

（2）控制钠盐摄入：心力衰竭患者体内水钠潴留，血容量增加，因此减少钠盐的摄入，有利于减轻水肿等症状，并降低心脏负荷，改善心功能。但应注意应用强效排钠利尿剂时，过分限盐会导致低钠血症。

3.药物治疗

（1）利尿剂的应用：利尿剂是治疗慢性心力衰竭的基本药物，对有液体潴留证据或原有液体潴留的所有心力衰竭患者，均应给予利尿剂。利尿剂可通过排钠、排水减轻心脏容量负荷，改善心功能，对缓解淤血症状和减轻水肿有十分显著的效果。

（2）血管紧张素转换酶抑制剂的应用：血管紧张素转换酶（ACE）抑制剂是治疗慢性心力衰竭的基本药物，可用于所有左心功能不全者。其主要作用机制是抑制 RAS 系统，包括循环 RAS 和心脏组织中的 RAS，从而具有扩张血管、抑制交感神经活性以及改善和延缓心室重构等作用；同时，ACE 抑制剂还可抑制缓激肽降解，使具有血管扩张作用的前列腺素生成增多，并有抗组织增生作用。ACE 抑制剂也可以明显改善其远期预后，降低死亡率。因此，及早（如在心功能代偿期）开始应用 ACE 抑制剂进行干预，是慢性心力衰竭药物治疗的重要进展。ACE 抑制剂种类很多，临床常用的 ACE 抑制剂有：卡托普利、依那普利等。

（3）增加心排出量的药物包括以下几种。①洋地黄制剂：通过抑制心肌细胞膜上的 Na^+-K^+-ATP 酶，使细胞内 Na^+浓度升高，K^+浓度降低；同时 Na^+与 Ca^{2+}进行交换，又使细

胞内 Ca^{2+}浓度升高，从而使心肌收缩力增强，增加心脏每搏输出量，从而使心脏收缩末期残余血量减少，舒张末期压力下降，有利于缓解各器官淤血，尿量增加。一般治疗剂量下，洋地黄可抑制心脏传导系统，对房室交界区的抑制最为明显，可以减慢窦性心率，减慢心房扑动或颤动时的心室率；但大剂量时可提高心房、交界区及心室的自律性，当血钾过低时，更易发生各种快速性心律失常。常用制剂地高辛是一种安全、有效、使用方便、价格低廉的心力衰竭辅助用药。本制剂 0.25 mg/d，适用于中度心力衰竭的维持治疗，但对 70 岁以上或肾功能不良患者宜减量。毛花苷 C（西地兰）为静脉注射用制剂，适用于急性心力衰竭或慢性心力衰竭加重时，特别适用于心力衰竭伴快速心房颤动者。注射后 10 分钟起效，1～2 小时达高峰。每次用量 0.2～0.4 mg，稀释后静脉注射。②非洋地黄类正性肌力药物：多巴胺和多巴酚丁胺只能短期静脉应用；米力农对改善心力衰竭的症状效果肯定，但大型前瞻性研究和其他相关研究均证明，长期应用该类药物治疗重症慢性心力衰竭，其死亡率较不用者更高。

（4）β受体阻滞剂的应用：β受体阻滞剂可对抗心力衰竭代偿机制中的“交感神经活性增强”这一重要环节，对心肌产生保护作用，可明显提高其运动耐量，降低死亡率。β受体阻滞应该用于 NYHA 心功能Ⅱ级或Ⅲ级、LVEF<40%且病情稳定的所有慢性收缩性心力衰竭患者，但应在 ACE 抑制剂和利尿剂的基础上应用；同时，因其具有负性肌力作用，用药时仍应十分慎重。一般宜待病情稳定后，从小剂量开始用起，然后根据治疗反应每隔 2～4 周增加一次剂量，直至最大耐受量，并适量长期维持。症状改善常在用药后 2～3 个月出现。长期应用时应避免突然停药。临床常用制剂有：①选择性β_1受体阻滞剂，无血管扩张作用，如美托洛尔初始剂量 12.5 mg/d，比索洛尔初始剂量 1.25 mg/d。②非选择性β受体阻滞剂，如卡维地洛属第三代β受体阻滞剂，可全面阻滞α_1、β_1和β_2受体，同时具有扩血管作用，初始剂量 3.125 mg，2 次/天。β受体阻滞剂的禁忌证为支气管痉挛性疾病、心动过缓以及二度或二度以上房室传导阻滞（安装心脏起搏器者除外）。

（5）血管扩张剂的应用：心力衰竭时，由于各种代偿机制的作用，使周围循环阻力增加，心脏的前负荷也增大。扩血管治疗，可以减轻心脏前、后负荷，改善心力衰竭症状。

因此心力衰竭时，可考虑应用小静脉扩张剂如硝酸异山梨酯、阻断α_1受体的小动脉扩张剂如肼屈嗪以及均衡扩张小动脉和小静脉制剂如硝普钠等静脉滴注。

六、预防

（一）防止初始心肌损伤

冠状动脉性疾病和高血压已逐渐成为心力衰竭的主要病因，积极控制高血压、高血糖、高血脂和戒烟等，可减少发生心力衰竭的危险性；同时，积极控制A组β溶血性链球菌感染，预防风湿热和瓣膜性心脏病，以及戒除酗酒，防止乙醇中毒性心肌病等，也是防止心肌损伤的重要措施。

（二）防止心肌进一步损伤

急性心肌梗死再灌注治疗，可以有效灌注缺血心肌节段，防止缺血性损伤，降低死亡率和发生心力衰竭的危险性。对于近期心肌梗死恢复者，应用神经内分泌拮抗剂（如ACE抑制剂或β受体阻滞剂），可降低再梗死或死亡的危险性，特别是对于心肌梗死伴有心力衰竭者。对于急性心肌梗死无心力衰竭患者，应用阿司匹林可降低再梗死危险，有利于防止心力衰竭的发生。

（三）防止心肌损伤后恶化

众多临床试验已经证实，对已有左心功能不全者，无论是否伴有症状，应用ACE抑制剂均可降低其发展为严重心力衰竭的危险性。

七、护理

（一）一般护理

1.休息与活动

休息是减轻心脏负荷的重要方法，包括体力的休息、精神的放松和充足的睡眠。应根据患者心功能分级及患者基本状况决定活动量。

Ⅰ级：不限制一般的体力活动，积极参加体育锻炼，但要避免剧烈运动和重体力劳动。

Ⅱ级：适当限制体力活动，增加午休，强调患者下午多休息，可不影响轻体力工作和家务劳动。

Ⅲ级：严格限制一般的体力活动，每天有充分的休息时间，但日常生活可以自理或在他人协助下自理。

Ⅳ级：绝对卧床休息，生活由他人照顾。可在床上做肢体被动运动、轻微的屈伸运动和翻身，逐步过渡到坐或下床活动。鼓励患者不要延长卧床时间，当病情好转后，应尽早做适量的活动，因为长期卧床易导致血栓形成、肺栓塞、便秘、虚弱、直立性低血压的发生。

2.饮食

饮食给予患者低盐、低脂、低热量、高蛋白、高维生素、清淡易消化的饮食，少量多餐。

（1）限制食盐及含钠食物：Ⅰ度心力衰竭患者每日钠摄入量应限制在 2 g（相当于氯化钠 5 g）左右，Ⅱ度心力衰竭患者每日钠摄入量应限制在 1 g（相当于氯化钠 2.5 g）左右，Ⅲ度心力衰竭患者每日钠摄入量应限制在 0.4 g（相当于氯化钠 1 g）左右。但应注意在用强效利尿剂时，可放宽限制，以防发生电解质紊乱。

（2）限制饮水量，高度水肿或伴有腹腔积液者，应限制饮水量，24 小时饮水量一般不超过 800 mL，应尽量安排在白天间歇饮水，避免大量饮水，以免增加心脏负担。

3.排便的护理

指导患者养成按时排便的习惯，预防便秘。排便时切忌过度用力，以免增加心脏负担，诱发严重心律失常。

（二）对症护理及病情观察护理

1.呼吸困难

（1）休息与体位：让患者取半卧位或端坐卧位安静休息，鼓励患者多翻身、咳嗽，尽量做缓慢的深呼吸。

（2）吸氧：根据缺氧程度及病情选择氧流量。

（3）遵医嘱给予患者强心、利尿、扩血管药物，注意观察药物作用及不良反应，如血管扩张剂可致头痛及血压下降等；血管紧张素转换酶抑制剂的不良反应有直立性低血压、咳嗽等。

（4）病情观察：应观察患者呼吸困难的程度、发绀情况、肺部啰音的变化、血气分析和血氧饱和度等，以判断药物疗效和病情进展。

2.水肿

（1）观察水肿的消长程度，每日测量体重，准确记录出入液量并适当控制液体摄入量。

（2）限制钠盐摄入，每日食盐摄入量少于 5 g，服利尿剂者可适当放宽。限制含钠高的食品、饮料和调味品如发酵面食、腌制品、味精、糖果、番茄酱、啤酒、汽水等。

（3）加强皮肤护理，协助患者经常更换体位，叮嘱患者穿质地柔软的衣服，经常按摩骨隆突处，预防压疮的发生。

（4）遵医嘱正确使用利尿剂，密切观察患者的不良反应，主要为水、电解质紊乱。利尿剂的应用时间选择早晨或日间为宜，避免夜间排尿过频而影响患者的休息。

（三）用药观察与护理

1.利尿剂

电解质紊乱是利尿剂最易出现的不良反应，应随时注意观察。氢氯噻嗪类排钾利尿剂，作用于肾远曲小管，抑制 Na^+ 的重吸收，并可通过 Na^+–K^+ 交换机制降低 K^+ 的吸收易出现低钾血症，应监测血钾浓度，给予患者含钾丰富的食物，遵医嘱及时补钾；氨苯蝶啶直接作用于肾远曲小管远端，排钠保钾，利尿作用不强，常与排钾利尿剂合用，起保钾作用。出现高钾血症时，遵医嘱停用保钾利尿剂，叮嘱患者禁食含钾高的食物，严密观察心电监护变化，必要时给予胰岛素等紧急降钾处理。

2.血管紧张素转换酶抑制剂

ACE 抑制剂的不良反应有低血压、肾功能一过性恶化、高钾血症、干咳、血管神经性水肿以及少见的皮疹、味觉异常等。对无尿性肾衰竭、妊娠哺乳期妇女和对该类药物过敏者禁止应用，双侧肾动脉狭窄、血肌酐水平明显升高（>225 μmol/L）、高钾血症（>5.5 mmol/L）、低血压（收缩压<90 mmHg）或不能耐受本药者也不宜应用本类药物。

3.洋地黄类药物

洋地黄类药物可以加强心肌收缩力，减慢心率，从而改善心功能不全患者的血流动力学变化。其用药安全范围小，易发生中毒反应。

（1）严格按医嘱给药，教会患者服用地高辛时应自测脉搏，如脉搏<60 次/分或节律不规则应暂停服药并告诉医师；毛花苷 C 或毒毛花苷 K 静脉给药时需稀释后缓慢静脉注射，并同时监测心率、心律及心电图变化。

（2）密切观察洋地黄中毒表现。①心律失常：洋地黄中毒最重要的反应是出现各种类型的心律失常，是由心肌兴奋性过强和传导系统传导阻滞所致，最常见者为室性期前收缩（多表现为二联律）、非阵发性交界区心动过速、房性期前收缩、心房颤动以及房室传导阻滞；快速房性心律失常伴房室传导阻滞是洋地黄中毒的特征性表现。洋地黄可引起心电图 ST-T 改变，但不能据此诊断为洋地黄中毒。②消化道症状：食欲减退、恶心、呕吐等（需与心力衰竭本身或其他药物所引起的胃肠道反应相鉴别）。③神经系统症状：头痛、头昏、忧郁、嗜睡、精神改变等。④视觉改变：视力模糊、黄视、绿视等。测定血药浓度有助于洋地黄中毒的诊断。

（3）洋地黄中毒的处理：①发生中毒后应立即停用洋地黄药物及排钾利尿剂。②单发室性期前收缩、一度房室传导阻滞等在停药后常自行消失。③对于快速性心律失常患者，若血钾浓度低则静脉补钾，如血钾不低可用利多卡因或苯妥英钠；有传导阻滞及缓慢性心律失常者，可用阿托品 0.5～1 mg 皮下或静脉注射，需要时安置临时心脏起搏器。

4.β受体阻滞剂

必须从极小剂量开始逐渐加大剂量，每次剂量增加的时间梯度不宜短于 5～7 天，同时严密监测患者血压、体重、脉搏及心率变化，防止出现传导阻滞和心力衰竭加重。

5.血管扩张剂

（1）硝普钠：用药过程中，要严密监测血压，根据血压调节滴速，一般剂量 0.72～4.32 mg/（kg • d），连续用药不超过 7 天，嘱患者不要自行调节滴速，体位改变时动作宜缓慢，防止直立性低血压发生；注意避光，现配现用，液体配制后无论是否用完都需 6～8 小时更换；长期用药者，应监测血氰化物浓度，防止氰化物中毒，临床用药过程中发现老年人易出现精神方面的症状，应注意观察。

（2）硝酸甘油：用药过程中可出现头胀、头痛、面色潮红、心率加快等不良反应，改变体位时易出现直立性低血压。用药时从小剂量开始，严格控制输液速度，做好宣教工作，以取得配合。

（四）心理护理

（1）护士自身应具备良好的心理素质，沉着、冷静，用积极乐观的态度影响患者及家属，使患者增强战胜疾病的信心。

（2）建立良好的护患关系，关心体贴患者，简要解释使用监测设备的必要性及作用，得到患者的充分信任。

（3）对患者及家属进行适时的健康指导，强调严格遵医嘱服药、不随意增减或撤换药物的重要性，如出现中毒反应，应立即就诊。

（五）出院指导

1.活动指导

患有慢性心力衰竭的患者，往往过分依赖药物治疗，而忽略运动保健。指导患者合理休息与活动，活动应循序渐进，活动量以不出现心悸、气急为原则。适应一段时间后再逐渐缓慢增加活动量。病情好转，可到室外活动，漫步、体操、太极拳、气功等都是适宜的保健方法。如活动不引起胸闷、气喘，表明活动量适度，以后根据各人的不同情况，逐渐增加活动时间。但必须以轻体力、小活动量、长期坚持为原则。

2.饮食指导

坚持合理饮食，进食低盐、低脂、低热量、高蛋白、高维生素、清淡，易消化的饮食。适当限制钠盐的摄入，可减轻体液的潴留，减轻心脏负担。一般钠盐（食盐、酱油、黄酱、咸菜等）可限制在每日 5 g 以下，病情严重者限制在每日不超过 3 g。但服用强力利尿剂的患者钠盐的限制不必过严；在严格限制钠摄入时，一般可不必严格限制水分，液体摄入量以每日 1.5～2 L 为宜，但重症心力衰竭的患者应严格限制钠盐及水的摄入。少量多餐，避免吃得过饱。

3.疾病知识指导

给患者讲解心力衰竭最常见的诱因有呼吸道感染、过重的体力劳动、心律失常、情绪激动、饮食不当等。因此一定要注意预防感冒，防止受凉，根据气温变化随时增减衣服；保持乐观情绪，平时根据心功能情况适当参加体育锻炼，避免过度劳累。

4.用药指导

告诉患者及家属强心药、利尿剂等药物的名称、服用方法、剂量、不良反应及注意事项。定期复查，如有不适，及时复诊。

第三节　原发性高血压

原发性高血压是以血压升高为主要临床表现，但原因不明的心血管综合征，通常简称为高血压。高血压是导致充血性心力衰竭、卒中、冠心病、肾衰竭、夹层动脉瘤的发病率和病死率升高的主要危险性因素之一，严重影响人们的健康和生活质量，是最常见的疾病，防治高血压非常必要。

一、血压分类和定义

目前，我国采用国际上统一的血压分类和标准，高血压定义为收缩压≥140 mmHg 和（或）舒张压≥90 mmHg，根据血压升高水平，又进一步将高血压分为 1、2、3 级。

二、病因

（一）遗传

高血压具有明显的家族性，父母均为高血压者其子女患高血压的概率明显高于父母均无高血压者的概率。约 60%的高血压患者可询问到有高血压家族史。

（二）饮食

膳食中钠盐摄入量与人群血压水平和高血压病患病率呈正相关。摄盐越多，血压水平和患病率越高，钾摄入量与血压呈负相关，限制钠、补充钾可使高血压患者血压降低。钾的降压作用可能是通过促进排钠而减少细胞外液容量。有研究表明膳食中钙不足可使血压升高。大量研究显示高蛋白质摄入、饮食中饱和脂肪酸或饱和脂肪酸/不饱和脂肪酸比值较高、饮酒量过多都属于升压因素。

（三）精神

城市脑力劳动者高血压患病率超过体力劳动者，从事精神紧张度高的职业者发生高血压的可能性较大，长期生活在噪声环境中听力敏感性减退者患高血压也较多。高血压患者经休息后往往症状和血压可获得一定改善。

（四）肥胖

超重或肥胖是血压升高的重要危险因素。一般采用体重指数（BMI），即体重（kg）/身高（m）^{2}（以20～24为正常范围）。血压与BMI呈显著正相关。肥胖的类型与高血压发生关系密切，向心性肥胖者容易发生高血压，表现为腰围往往大于臀围。

（五）其他

服用避孕药的妇女容易出现血压升高。一般在终止服用避孕药后3～6个月血压恢复正常。阻塞性睡眠呼吸暂停综合征（OSAS）是指睡眠期间反复发作性呼吸暂停。OSAS常伴有重度打鼾，患此病的患者常有高血压。

三、发病机制

原发性高血压的发病机制至今还没有一个完整统一的认识。目前认为高血压的发病机制集中在以下几个方面。

（一）交感神经系统活性亢进

已知反复的精神刺激与过度紧张可以引起高血压。长期处于应激状态如从事驾驶员、飞行员等职业者，高血压患病率明显增高。当大脑皮质兴奋与抑制过程失调时，交感神经和副交感神经之间的平衡失调，交感神经兴奋性增加，其末梢释放去甲肾上腺素、肾上腺素、多巴胺、血管加压素等儿茶酚胺类物质增多，从而引起阻力小动脉收缩增强使血压升高。

（二）肾素-血管紧张素-醛固酮系统（RAAS）激活经典的RAAS

肾小球旁细胞分泌的肾素，激活从肝脏产生的血管紧张素原转化为血管紧张素Ⅰ，然后再经肺循环中的血管紧张素转换酶（ACE）的作用转化为血管紧张素Ⅱ。血管紧张素Ⅱ作用于血管紧张素Ⅱ受体，有以下几方面作用：①直接使小动脉平滑肌收缩，外周阻力增加。②刺激肾上腺皮质球状带，使醛固酮分泌增加，致使肾小管远端集合管的钠重吸收加强，导致水钠潴留。③交感神经冲动发放增加使去甲肾上腺素分泌增加。以上作用均可使血压升高。近年来发现血管壁、心脏、脑、肾脏及肾上腺中也有RAAS的各种组成成分。局部RAAS各成分对心脏、血管平滑肌的作用，可能在高血压发生和发展中有更大影响，占有十分重要的地位。

（三）其他

细胞膜离子转运异常可使血管收缩反应性增强和平滑肌细胞增生与肥大，血管阻力增高；肾脏潴留过量摄入的钠盐，使体液容量增大，机体为避免心排出量增高使组织过度灌注，全身阻力小动脉收缩增强，导致外周血管阻力增高；胰岛素抵抗所致的高胰岛素血症不仅可使电解质代谢发生障碍，还使血管对体内升压物质反应性增强，血液中儿茶酚胺水平增加，血管张力增高，从而使血压升高。

四、病理生理和病理解剖

高血压病的早期表现为全身细小动脉的间歇性痉挛，仅有主动脉壁轻度增厚，全身细小动脉和脏器无明显的器质性改变，患者无明显症状。如病变持续，可导致许多脏器受累，最重要的是心、脑、肾组织的病变。

（一）心脏

心脏主要表现为左心室肥厚和扩大，病变晚期可导致心力衰竭。这种由高血压引起的心脏病称为高血压性心脏病。长期高血压还可引起冠状动脉粥样硬化。

（二）脑

由于脑细小动脉的长期硬化和痉挛，使脑动脉壁缺血、缺氧而通透性增高，容易形成微小动脉瘤，当血压突然升高时，微小动脉瘤破裂，从而发生脑出血。高血压可促使脑动脉发生粥样硬化，导致脑血栓形成。

（三）肾脏

细小动脉硬化引起的缺血使肾小球缺血、变性、坏死，继而纤维化及玻璃样变，并累及相应的肾小管，使之萎缩、消失，间质出现纤维化，最终导致肾衰竭。

五、临床表现

（一）症状

大多数高血压患者早期症状不明显，常见症状有头痛、头晕、耳鸣、眼花、乏力、心悸，还有的表现为失眠、健忘、注意力不集中、情绪易波动或发怒等。经常在体检或其他疾病就医检查时发现血压升高。血压升高常与情绪激动、精神紧张、体力活动有关，休息或去除诱因，血压可下降。

（二）体征

血压受昼夜、气候、情绪、环境等因素影响波动较大。一般清晨起床活动后血压迅速升高，夜间血压较低；冬季血压较高，夏季血压较低；情绪不稳定时血压高；在医院或诊所时血压明显增高，在家或医院外的环境中血压低。体检时可听到主动脉瓣区第二心音亢进、收缩期杂音，长期高血压时有心尖搏动明显增强，搏动范围扩大以及心尖搏动左移体征，提示左心室增大。

（三）恶性或急进性高血压

恶性或急进性高血压表现为患者发病急骤，舒张压多持续在130～140 mmHg或更高。常有头痛、视力模糊或失明，视网膜可发生出血、渗出及视乳头水肿，肾脏损害突出，持续蛋白尿、血尿及管型尿，病情进展迅速，如不及时治疗，易出现严重的脑、心、肾损害，发生脑血管意外、心力衰竭和尿毒症，最后多因尿毒症而死亡，也可死于脑血管意外或心力衰竭。

六、并发症

（一）高血压危象

在情绪激动、精神紧张、过度劳累、寒冷等诱因作用下，小动脉发生强烈痉挛，血压突然急剧升高，收缩压可达 260 mmHg、舒张压可达 120 mmHg 以上，影响重要脏器血液供应而出现危急症状。在高血压的早、中、晚期均可发生。患者出现头痛、恶心、呕吐、烦躁、心悸、出汗、视力模糊等征象，伴有椎-基底动脉、视网膜动脉、冠状动脉等累及的缺血表现。

（二）高血压脑病

高血压脑病发生于重症高血压患者，是指血压突然之间或短期内明显升高，由于过高的血压干扰了脑血管的自身调节机制，脑组织血流灌注过多造成脑水肿。出现中枢神经功能障碍征象。临床表现为弥漫性严重头痛、呕吐、烦躁、意识模糊、精神错乱、局灶性或全身抽搐，甚至昏迷。

（三）主动脉夹层

主动脉夹层指主动脉腔内的血液通过内膜的破口进入主动脉壁中层而形成的血肿，夹层分离突然发生时多数患者突感胸部疼痛，向胸前及背部放射，随夹层涉及范围而可以延至腹部、下肢及颈部。疼痛剧烈难以忍受，起病后即达高峰，呈刀割或撕裂样疼痛。突发剧烈的胸痛常误诊为急性心肌梗死。高血压是导致本病的重要因素。患者因剧痛而有休克外貌，焦虑不安、大汗淋漓、面色苍白、心率加速，从而使血压增高。

（四）其他

其他并发症有急性左心衰竭、急性冠脉综合征、脑出血、脑血栓形成、腔隙性脑梗死、慢性肾衰竭等。

七、辅助检查

（一）测量血压

定期测量血压是早期诊断高血压和评估严重程度的主要方法，采用经验证合格的水银柱或电子血压计，测量安静休息坐位时上臂肱动脉处血压，必要时还应测量平卧位和站立位血压。但须在未服用降压药物情况下的不同时间测量 3 次血压，才能确诊。对偶有血压超出正常值者，需定期重复测量后确诊。通常在医疗单位或家中随机测血压的方式不能可靠地反映血压的波动和在休息、日常活动状态下的情况。近年来，24 小时动态血压监测已逐渐应用于临床及高血压的防治工作上。一般监测的时间为 24 小时，测压时间间隔为 15～30 分钟，可较为客观和敏感地反映患者的实际血压水平，可了解血压的昼夜变化节律性和变异性，估计靶器官损害与预后，比随机测血压更为准确。动态血压监测的参考标准正常值为：24 小时低于 130/80 mmHg，白天低于 135/85 mmHg，夜间低于 125/75 mmHg。正常血压波动夜间 2～3 时处于血压最低，清晨迅速上升，上午 6～10 时和下午 4～8 时出现两个高峰，尔后缓慢下降。高血压患者的动态血压曲线也类似，但波动幅度较正常血压时大。

（二）体格检查

除常规检查外还有身高，体重，双上肢血压，颈动脉及上下肢动脉搏动情况，颈、腹部血管有无杂音，腹主动脉搏动，肾增大，眼底改变等的情况。

（三）尿液检查

通过肉眼观察尿的颜色、透明度、有无血尿；测比重、pH、糖和蛋白含量，并作镜下检验。尿比重降低（<1.010）提示肾小管浓缩功能障碍。正常尿液 pH 为 5～7，原发性醛固酮增多症尿呈酸性。

（四）血生化检查

空腹，血糖、血钾、肌酐、尿素氮、尿酸、胆固醇、甘油三酯、低密度脂蛋白、高密度脂蛋白检查等。

（五）超声心动图

超声心动图能更为可靠地诊断左心室肥厚，测定计算所得的左心室重量指数（LVMI），是一项反映左心室肥厚及其程度的较为准确的指标，与病理解剖的相关性和符合率较好。超声心动图还可评价高血压患者的心功能，包括左心室射血分数、收缩功能、舒张功能。

（六）眼底检查

眼底检查可见血管迂曲，颜色苍白，反光增强，动脉变细，视网膜渗出、出血、视乳头水肿等。眼底改变可反映高血压的严重程度，分为四级：Ⅰ级，动脉出现轻度硬化、狭窄、痉挛、变细；Ⅱ级，视网膜动脉中度硬化、狭窄，出现动脉交叉压迫，静脉阻塞；Ⅲ级，动脉中度以上狭窄伴局部收缩，视网膜有棉絮状渗出、出血和水肿；Ⅳ级，出血或渗出物伴视乳头水肿。高血压眼底改变与病情的严重程度和预后密切相关。

（七）胸透或胸片、心电图

胸透或胸片、心电图对诊断高血压及评估预后都有帮助。

八、治疗

（一）目的

治疗目的是通过降压治疗使高血压患者的血压达标，最大限度地降低心脑血管发病率和死亡的总危险。

（二）降压目标值

一般高血压人群降压目标值<140/90 mmHg；高血压高危患者（糖尿病及肾病）降压目标值<130/80 mmHg；老年收缩期性高血压的降压目标值：收缩压 140～150 mmHg、舒张压<90 mmHg 但不低于 65～70 mmHg，舒张压降得过低可能抵消收缩压下降得到的好处。

（三）非药物治疗

非药物治疗主要是改善生活方式，改善生活方式对降低血压和心脑血管危险的作用已得到广泛认可，所有患者都应采用改善生活方式这种措施，这些措施包括以下七点。

1.戒烟

吸烟所致的危害是使高血压并发症如心肌梗死、脑卒中和猝死的危险性显著增加，加重脂质代谢紊乱，降低胰岛素敏感性，降低内皮细胞依赖性血管扩张效应，并降低或抵消降压治疗的疗效。戒烟对心脑血管的良好益处，任何年龄组均可显示。

2.减轻体重

超重 10%以上的高血压患者体重减少 5kg，血压便有明显降低，体重减轻也可增加降压药物疗效，对改善糖尿病、胰岛素抵抗、高脂血症和左心室肥厚等均有益。

3.减少过多的乙醇摄入

戒酒和减少饮酒可使血压显著降低，适量饮酒仍有明显加压，反应者应戒酒。

4.适当运动

适当运动有利于改善胰岛素抵抗和减轻体重，提高心血管调节能力，稳定血压水平。

较好的运动方式是低度或中等强度的运动，可根据年龄及身体状况选择，如中老年高血压患者可选择步行、慢跑、上楼梯、骑车等，一般每周 3～5 次，每次 30～60 分钟。运动强度可采用心率监测法，运动时心率不应超过最大心率（180 或 170 次/分）的 60%～85%。

5.减少钠盐的摄入量、补充钙和钾盐

膳食中约大部分钠盐来自烹调用盐和各种腌制品，所以应减少烹调用盐及腌制品的食用，每人每日食盐量摄入应少于 2.4 g（相当于氯化钠 6 g）。通过食用含钾丰富的水果如香蕉、橘子、大枣和蔬菜如油菜、香菇等，增加钾的摄入。喝牛奶补充钙的摄入。

6.多食含维生素丰富的食物

多吃水果和蔬菜，减少食物中饱和脂肪酸的含量和脂肪总量。

7.减轻精神压力，保持心理平衡

长期精神压力和情绪忧郁是降压治疗效果欠佳的重要原因，也可导致高血压。应对患者做耐心地劝导和心理疏导，鼓励其参加社交活动、户外活动等。

（四）降压药物治疗对象

高血压 2 级或 2 级以上患者（≥160/100 mmHg）；高血压合并糖尿病、心、脑、肾靶器官损害患者；血压持续升高 6 个月以上，改善生活方式后血压仍未获得有效控制者。从心血管危险分层的角度来看，高危和极高危患者应立即开始使用降压药物强化治疗，中危和低危患者则先继续监测血压和其他危险因素，之后再根据血压状况决定是否开始药物治疗。

（五）降压药物治疗

1.降压药物分类

现有的降压药种类很多，目前常用的降压药物可归纳为以下几大类：利尿剂、β受体阻滞剂、钙离子拮抗剂、血管紧张素转换酶抑制剂和血管紧张素 II 受体阻滞剂、α受体阻滞剂。

2.联合用药

临床使用降压药时，由于患者心血管危险因素状况、并发症、靶器官损害、降压疗效、药物费用以及不良反应等，都可能影响降压药的具体选择。任何药物在长期治疗中均难以完全避免其不良反应，联合用药可使不同的药物互相取长补短，有可能减轻或抵消某些不良反应。联合用药可减少单一药物剂量，提高患者的耐受性和依从性。现在认为，2 级高血压（≥160/100 mmHg）患者在开始时就可以采用两种降压药物联合治疗，有利于血压在相对较短的时间内达到目标值。比较合理的两种降压药联合治疗方案是：利尿药与β受体阻滞剂；利尿药与 ACEI 或血管紧张素受体拮抗剂（ARB）；二氢吡啶类钙拮抗剂与β受体阻滞剂；钙拮抗剂与 ACEI 或 ARB，α阻滞剂和β阻滞剂。必要时也可用其他组合，包括中枢作用药如α_2受体激动剂、咪达唑啉受体调节剂，以及 ACEI 与 ARB；国内研制了多种复方制剂，如复方降压片、降压 0 号等，以当时常用的利舍平、双肼屈嗪（血压达静）、氢氯噻嗪为主要成分，因其有一定降压效果，服药方便且价格低廉而广泛使用。

九、护理

（一）一般护理

1.休息

早期高血压患者可参加工作，但不要过度疲劳，坚持适当锻炼，如骑自行车、跑步、做体操及打太极拳等。要有充足的睡眠，保持心情舒畅，避免精神紧张和情绪激动，消除恐惧、焦虑、悲观等不良情绪。晚期血压持续增高，伴有心、肾、脑病时应卧床休息。关心体贴患者，使其精神愉快，鼓励患者树立战胜疾病的信心。

2.饮食

饮食方面应给予患者低盐、低脂肪、低热量饮食，以减轻体重。因为摄入总热量太大超过消耗量，多余的热量转化为脂肪，身体就会发胖，体重增加，提高血液循环的要求，致使血压升高。鼓励患者多食水果、蔬菜、戒烟、控制饮酒、咖啡、浓茶等刺激性饮料。少吃胆固醇含量多的食物，对服用排钾利尿剂的患者应注意补充含钾高的食物，如蘑菇、香蕉、橘子等。肥胖者应限制热量摄入，控制体重在理想范围之内。

3.病房环境

病房环境应整洁、安静、舒适、安全。

（二）对症护理及病情观察护理

1.剧烈头痛

当患者出现剧烈头痛伴恶心、呕吐，常是血压突然升高、高血压脑病，应立即让患者卧床休息，并测量血压及脉搏、心率、心律，积极协助医师采取降压措施。

2.呼吸困难、发绀

呼吸困难、口唇发绀是高血压引起的左心衰竭所致，应立即给予患者舒适的半卧位，及时给予氧气吸入。按医嘱应用洋地黄治疗。

3.心悸

严密观察患者脉搏、心率、心律变化并做记录。安静休息，严禁下床，并安慰患者消除紧张情绪。

4.水肿

晚期高血压伴心肾衰竭时可出现水肿。护理中注意严格记录出入量，限制钠盐和水分摄入。应卧床休息，注意皮肤护理，严防压疮发生。

5.昏迷、瘫痪

昏迷、瘫痪是晚期高血压引起脑血管意外所引起的。应注意安全护理，防止患者坠床、窒息、肢体烫伤等。

6.病情观察护理

对血压持续增高的患者，应每日测量血压 2～3 次，并做好记录，必要时测量立、坐、卧位血压，掌握血压变化规律。如血压波动过大，要警惕脑出血的发生。如在血压急剧增高的同时，出现头痛、视物模糊、恶心、呕吐、抽搐等症状，应考虑高血压脑病的发生。如出现端坐呼吸、喘憋、口唇发绀、咳粉红色泡沫痰等，应考虑急性左心衰竭的发生。出现上述各种表现时均应立即送往医院进行紧急救治。另外，在变换体位时也应动作缓慢，以免发生意外。有些降压药可引起水钠潴留。因此，患者需每日测体重，准确记录出入量，观察水肿情况，注意保持出入量的平衡。

（三）用药观察与护理

1.用药原则

终身用药，缓慢降压，从小剂量开始逐步增加剂量，即使血压降至理想水平后，也应服用维持量，老年患者服药期间改变体位要缓慢，以免发生意外，合理联合用药。

2.药物不良反应观察

使用噻嗪类和襻利尿剂时应注意血钾、血钠的变化；使用β受体阻滞剂应注意其抑制心肌收缩力、心动过缓、房室传导时间延长、支气管痉挛、低血糖、血脂升高的不良反应；钙离子拮抗剂硝苯地平的不良反应有头痛、面红、下肢水肿、心动过速；血管紧张素转换酶抑制剂可有头晕、乏力、咳嗽、肾功能损害等不良反应。

（四）心理护理

患者多表现有易激动、焦虑及抑郁等心理特点，而精神紧张、情绪激动、不良刺激等因素均与高血压密切相关。因此，对待患者应耐心、亲切、和蔼、周到。根据患者特点，有针对性地进行心理疏导。同时，让患者了解控制血压的重要性，帮助患者训练自我控制的能力，参与自身治疗护理方案的制定和实施，指导患者坚持长期的饮食、药物、运动治疗，将血压控制在接近正常的水平，以减少对靶器官的进一步损害，定期复查。

十、出院指导

（一）饮食调节指导

强调高血压患者要以低盐、低脂肪、低热量、低胆固醇饮食为宜；少吃或不吃含饱和脂肪的动物脂肪，多食含维生素的食物，多摄入富含钾、钙的食物，摄入食盐量应控制在3～5 g/d，严重高血压病患者的食盐量控制在1～2 g/d。饮食要定量、均衡、不暴饮暴食；同时适当地减轻体重，有利于降压。戒烟和控制酒量。

（二）休息和锻炼指导

高血压患者的休息和活动应根据患者的体质、病情适当调节，病重体弱者，应以休息为主。随着病情好转、血压稳定，每天适当从事一些工作、学习、劳动将有益身心健康；还可以增加一些适宜的体能锻炼，如散步、慢跑、打太极拳、体操等有氧活动。患者应在运动前了解自己的身体状况，以此来决定自己的运动种类、强度、频度和持续时间。注意要规律生活，保证充足的休息和睡眠，对于睡眠差、易醒、早醒者，可在睡前饮热牛奶 200 mL，或用 40～50℃温水泡足 30 分钟，或选择自己喜爱的放松精神情绪的音乐协助入睡。总之，要注意劳逸结合，养成良好的生活习惯。

（三）心理健康指导

高血压病的发病机制除躯体因素外，心理因素占主导地位，强烈的焦虑、紧张、愤怒以及压抑常为高血压病的诱发因素，因此教会患者自我调节和自我控制是关键。护士要鼓励患者保持豁达、开朗愉快的心境和稳定的情绪，培养患者广泛的爱好和兴趣。同时指导家属为患者创造良好的生活氛围，避免引起患者情绪紧张、激动和悲哀等不良刺激。

（四）血压监测指导

建议患者自行购买血压计，随时监测血压。指导患者和家属正确测量血压的方法，监测血压、做好记录，复诊时对医师加减药物剂量会有很好的参考依据。

（五）用药指导

由于高血压是一种慢性病，需要长期的、终身的服药治疗，而这种治疗需要患者自己或家属配合进行，所以患者及家属要了解服用的药物种类及用药剂量、用药方法、药物的不良反应、服用药物的最佳时间，以便发挥药物的最佳作用和减少不良反应。出现不良反应，要及时报告主诊医师，以便调整药物及采取必要的处理措施。切不可血压降下来就停药，血压上升又服药，血压反复波动，对健康极为不利。由于这类患者大多是年纪较大，容易忘记服药，可建议患者在家中醒目之处做标记，以起到提示作用。对血压显著增高多年的患者，血压不宜下降过快，因为患者往往不能适应，并可导致心、脑、肾血液的供应不足而引起脑血管意外，如使用可引起明显直立性低血压药物时，应向患者说明平卧起立或坐位起立时，动作要缓慢，以免血压突然下降，出现晕厥而发生意外。

（六）按时就医

服完药出现血压升高或过低；血压波动大；出现眼花、头晕、恶心呕吐、视物不清、偏瘫、失语、意识障碍、呼吸困难、肢体乏力等情况时立即到医院就医。如病情危重，可求助 120 急救中心。

第四节　心绞痛

一、稳定型心绞痛

稳定型心绞痛是在冠状动脉狭窄的基础上，冠状动脉供血不足引起的心肌急剧的、暂时的缺血缺氧综合征。临床特点为阵发性胸骨后或心前区压榨性疼痛，常发生于劳力性心肌负荷增加时，持续数分钟，休息或用硝酸酯制剂后消失，其临床表现在 1～3 个月内相对稳定。

（一）病因与发病机制

最常见的病因为冠状动脉粥样硬化。其他病因最常见为重度主动脉瓣狭窄或关闭不全，肥厚型心肌病、先天性冠状动脉畸形等可是本病病因。

心肌能量的产生依赖大量的氧气供应。心肌对氧的依赖性最强，耗氧量为 9 mL/（min • 100g），高居人体其他器官之首。生理条件下，心肌细胞从冠状动脉血中摄取氧的能力也最强，可摄取血氧含量的 65%～75%，接近于最大摄取量，因此，当心肌需氧量增加时，心肌细胞很难再从血液中摄取更多的氧，而只能依靠增加冠状动脉血流储备来满足心肌需氧量的增加。正常情况下，冠状循环储备能力很强，如剧烈体力活动时，冠状动脉扩张可通过使其血流量增加到静息时的 6～7 倍，即使在缺氧状态下，也能使血流量增加 4～5 倍。然而在病理条件下（如冠状动脉狭窄），冠状循环储备能力下降，冠状动脉供血与心肌需血之间就会发生矛盾，即冠状动脉血流量不能满足心肌的代谢需要，此时就会引起心肌缺血缺氧，诱发心绞痛。

动脉粥样硬化斑块导致冠状动脉狭窄，冠状动脉扩张性减弱，血流量减少。当冠状动脉管腔狭窄<50%时，心肌血供基本不受影响，即血液供应尚能满足心肌平时的需要，则无心肌缺血症状，各种心脏负荷试验也无阳性表现。然而当至少一支主要冠状动脉管腔狭

窄>75%时，静息时尚可代偿，但当心脏负荷突然增加（如劳累、激动、左心衰竭等）时，则心肌氧耗量增加，而病变的冠状动脉不能充分扩张以供应足够的血液和氧气，即可引起心绞痛发作。此种心肌缺血为“需氧增加性心肌缺血”，而且粥样硬化斑块稳定，冠状动脉对心肌的供血量相对比较恒定。这是大多数稳定型心绞痛的发病机制。

产生疼痛的直接原因可能是在缺血缺氧的情况下，心肌内积聚过多的代谢产物如乳酸、丙酮酸、磷酸等酸性物质或类激肽多肽类物质，刺激心脏内自主神经的传入纤维末梢，经胸 1～5 个交感神经节和相应的脊髓段，传至大脑，即可产生疼痛感觉。这种痛觉可反映在与自主神经进入水平相同脊髓段的脊神经所分布的区域——胸骨后和两臂的前内侧与小指，尤其是在左侧，而多不在心脏部位。有人认为，在缺血区内富有神经分布的冠状血管的异常牵拉或收缩，也可直接产生疼痛冲动。

（二）病理生理和病理解剖

患者在心绞痛发作之前，常有血压增高、心率增快、肺动脉压和肺毛细血管压增高的变化，反映心脏和肺的顺应性减低。发作时可有左心室收缩力和收缩速度降低、射血速度减慢、左心室收缩压下降、心搏量和心排血量降低、左心室舒张末期压和血容量增加等左心室收缩和舒张功能障碍的病理生理变化。左心室壁可呈收缩不协调或部分心室壁有收缩减弱的现象。

粥样硬化可累及任何一支冠状动脉，其中以左前降支受累最为多见，病变也最为严重，其次是右冠状动脉、左回旋支和左主干。血管近端的病变较远端为重，主支病变较分支为重。粥样硬化斑块多分布在分支血管开口处，且常为偏心性，呈新月形。

冠状动脉造影显示，稳定型心绞痛患者中，有 1 支、2 支或 3 支冠状动脉腔径减少>70%者各占 25%左右，左主干狭窄占 5%～10%，无显著狭窄者约占 15%；而在不稳定型心绞痛患者中，单支血管病变约占 10%，2 支血管病变占 20%，3 支血管病变占 40%，左主干病变约占 20%，无明显血管梗阻者占 10%，而且病变常呈高度狭窄、偏心性狭窄、表面毛糙或充盈缺损等。冠状动脉造影未发现异常的心绞痛患者，可能是因为冠状动脉痉挛、冠状动脉内血栓自发性溶解、微循环灌注障碍或造影检查时未识别，也可能与血红蛋白与氧的离解异常、交感神经过度活动、儿茶酚胺分泌过多或心肌代谢异常等有关。

（三）临床表现

1.症状

心绞痛以发作性胸痛为主要临床表现，疼痛的特点为以下五点。

（1）部位：典型心绞痛患者的部位是在胸骨体上中段之后或左前胸，范围有手掌大小甚至横贯前胸，界限不很清楚；不仅可以放射到颈部、咽部、颌部、上腹部、肩背部、左臂及左手指，也可以放射至其他部位。非典型者可以表现在胸部以外的其他部位如上腹部、咽部、颈部等。疼痛每次发作的部位往往都是相似的。

（2）性质：常呈紧缩感、绞榨感、压迫感、烧灼感、胸闷或窒息感、沉重感，有的只表现为胸部不适、乏力或气短，主观感觉个体差异较大，但一般不会是针刺样疼痛。疼痛发作时，患者往往被迫停止原来的活动，直至症状缓解。

（3）持续时间：疼痛呈阵发性发作，持续数分钟，一般不会超过 10 分钟，也不会转瞬即逝或持续数小时。疼痛可数天或数周发作一次，也可 1 天内发作多次。

（4）诱因：疼痛常由体力劳动（如快步行走、爬坡等）或情绪激动（如愤怒、焦急、过度兴奋等）所诱发，饱食、寒冷、吸烟、贫血、心动过速和休克等也可诱发。疼痛多发生于劳力或激动当时而不在其之后。典型的心绞痛常在相似的条件下发生，但有时同样的劳力只在早晨而不在下午引起心绞痛，可能与晨间疼痛阈值较低有关。

（5）缓解方式：一般停止诱发活动后疼痛即可缓解，舌下含硝酸甘油也能在 2～5 分钟内（很少超过 5 分钟）使之缓解。

2.体征

体检常无明显异常。心绞痛发作时可出现心率增快、血压升高、焦虑、出汗等；有时可闻及第四心音、第三心音或奔马律，心尖部收缩期杂音（系乳头肌缺血性功能失调引起二尖瓣关闭不全所致），第二心音逆分裂；偶闻双肺底湿啰音。

3.分级

参照加拿大心血管学会（CCS）分级标准，将稳定型心绞痛严重程度分为以下四级。

Ⅰ级：一般体力活动如行走和上楼等不引起心绞痛，但紧张、剧烈或持续用力可引起心绞痛发作。

Ⅱ级：日常体力活动稍受限制，快步行走或上楼、登高、饭后行走或上楼、寒冷或风中行走、情绪激动时等可发作心绞痛，或仅在睡醒后数小时内发作，在正常情况下以一般速度平地步行 200 m 以上或登一层以上的楼梯受限。

Ⅲ级：日常体力活动明显受限，在正常情况下以一般速度平地步行 100～200 m 或登一层楼梯时可发作心绞痛。

Ⅳ级：轻微活动或休息时即可出现心绞痛症状。

（四）辅助检查

1.实验室检查

基本检查包括空腹血糖（必要时查糖耐量试验）、血脂和血红蛋白等；胸痛较明显者需查心肌坏死标志物；冠状动脉造影前还需查尿常规、肝肾功能、电解质、肝炎相关抗原、人类免疫缺陷病毒（HIV）及梅毒血清试验等；必要时检查甲状腺功能。

2.心电图检查

（1）静息心电图：约半数心绞痛患者的心电图在正常范围。可有陈旧性心肌梗死或非特异性 ST-T 改变，有时出现房室或束支传导阻滞或室性、房性期前收缩等心律失常。不常见的隐匿性的心电图表现为 U 波倒置。与既往心电图作比较，可提高心电图的诊断准确率。

（2）心绞痛发作时心电图：95%的患者在心绞痛时出现暂时的缺血性 ST 段移位。因心内膜下心肌更容易发生缺血，故常见反映心内膜下心肌缺血的导联 ST 段压低>0.1 mV，发作缓解后恢复；有时出现 T 波倒置。平时有 T 波持续倒置者，心绞痛发作时可变为直立（称为“假性正常化”）。T 波改变反映心肌缺血的特异性不如 ST 段，但与平时心电图比较则有助于诊断。

（3）心电图负荷试验：运动负荷试验最为常用，运动可增加心脏负荷以激发心肌缺血。运动方式主要有分级踏板或蹬车。

（4）心电图连续监测：常用方法是让患者佩戴慢速转动的记录装置，以两个双极胸导联（现可同步12导联）连续记录并自动分析24小时心电图（动态心电图），然后在显示屏上快速回放并进行人机对话选段记录，最后打印综合报告。动态心电图可发现ST-T改变和各种心律失常，出现时间可与患者的活动情况和症状相对照。胸痛发作时心电图显示缺血性ST-T改变有助于心绞痛的诊断。

3.超声心动图

超声心动图可以观察心腔大小、心脏结构、室壁厚度和心肌功能状态，根据室壁运动异常，可判断心肌缺血和陈旧性梗死区域。稳定型心绞痛患者的静息超声心动图大都无异常表现，负荷超声心动图有助于识别心肌缺血的范围和程度。

4.血管内超声和冠状动脉内多普勒血流描记

血管内超声是近年来应用于临床的一种高分辨率检查手段，可作为冠状动脉造影更进一步的确诊手段。

5.多层螺旋X线计算机断层显像

多层螺旋X线计算机断层显像可进行冠状动脉三维重建，能较好应用于冠心病的诊断。

（五）内科治疗

1.一般治疗

患者心绞痛发作时应立刻休息，症状一般在停止活动后即可消除。平时应尽量避免各种诱发因素如过度体力活动、情绪激动、饱餐、便秘等。调节饮食，特别是进食不宜过饱，避免油腻饮食，忌烟酒。调整日常生活与工作量，减轻精神负担，治疗高血压、糖尿病、贫血、甲状腺功能亢进症等相关疾病。

2.硝酸酯类

该类药物可扩张冠状动脉、降低血流阻力、增加冠状循环血流量；同时能扩张周围血管，减少静脉回流，降低心室容量、心腔内压力、心排血量和血压，减低心脏前后负荷和心肌需氧量，从而缓解心绞痛。患有青光眼、颅内压增高、低血压者不宜应用本类药物。

硝酸甘油：心绞痛发作时应用，0.3～0.6 mg舌下含化，可迅速被唾液溶解而吸收，1～2分钟开始起效，作用持续约30分钟。对约92%的患者有效，其中76%在3分钟内见效。

3.β受体阻滞剂（美托洛尔）

阻断拟交感胺类的刺激作用，减慢心率、降低血压，减弱心肌收缩力和降低心肌氧耗量，从而缓解心绞痛发作。

4.钙离子拮抗剂[盐酸地尔硫䓬片（合心爽）、硝苯地平]

本类药物能抑制 Ca^{2+}进入细胞和心肌细胞兴奋-收缩耦联中 Ca^{2+}的作用，因而可抑制心肌收缩，减少心肌氧耗；扩张冠状动脉，解除冠状动脉痉挛，改善心肌供血。

5.抗血小板药物

若无特殊禁忌，所有患者均应服用阿司匹林。

6.调脂药物

调脂药物在治疗冠状动脉粥样硬化中起重要作用，他汀类制剂可使动脉粥样硬化斑块消退，并可改善血管内皮细胞功能。

7.代谢类药物

曲美他嗪通过调节心肌能源底物，抑制脂肪酸氧化，促进葡萄糖氧化，优化心肌能量代谢，能改善心肌缺血及左心室功能，缓解心绞痛，而不影响血流动力学。

8.中医中药治疗

目前以“活血化瘀”法（常用丹参、红花、川芎、蒲黄、郁金、丹参滴丸或脑心通等）、“芳香温通”法（常用苏合香丸、苏冰滴丸、宽胸丸或麝香保心丸等）以及“化痰通络”法（如通心络）最为常用。此外，针刺或穴位按摩治疗也可能有一定疗效。

二、不稳定型心绞痛

不稳定型心绞痛是指稳定型劳力性心绞痛以外的缺血性胸痛，包括初发型劳力性心绞痛、恶化型劳力性心绞痛，以及各型自发性心绞痛。不稳定型心绞痛通常认为是介于稳定型心绞痛与急性心肌梗死之间的一种临床状态。

（一）病因与发病机制

不稳定型心绞痛与稳定型劳力性心绞痛的差别在于当冠状动脉粥样硬化斑块不稳定时，易发生斑块破裂或出血、血小板聚集或血栓形成或冠状动脉痉挛致冠状动脉内张力增加，均可使心肌的血氧供应突然减少，心肌代谢产物清除障碍，引起心绞痛发作。此种心肌缺血为“供氧减少性心肌缺血”，是引起大多数不稳定型心绞痛的原因。虽然这种心绞痛也可因劳力负荷增加而诱发，但劳力终止后胸痛并不能缓解。

（二）临床表现

1.症状

不稳定型心绞痛的胸痛部位和性质与稳定型心绞痛相似，但通常程度更重，持续时间较长，患者偶尔从睡眠中痛醒。以下几点线索有助于不稳定型心绞痛的诊断。

（1）诱发心绞痛的体力活动阈值突然或持久地降低。

（2）心绞痛发生的频率、严重程度和持续时间增加或延长。

（3）出现静息性或夜间性心绞痛。

（4）胸痛放射至附近或新的部位。

（5）发作时伴有新的相关特征，如出汗、恶心、呕吐、心悸或呼吸困难等。

（6）原来能使疼痛缓解的方式只能暂时或不完全性地使疼痛缓解。

2.体征

体征可有一过性第三心音或第四心音，重症者可有肺部啰音或原有啰音增加、心动过缓或心动过速，或因二尖瓣反流引起的收缩期杂音。若疼痛发作期间发生急性充血性心力衰竭和低血压提示预后较差。

3.分级

依据心绞痛严重程度将不稳定型心绞痛分为以下三级。

Ⅰ级：初发性、严重性或加剧性心绞痛，指心绞痛发生在就诊前 2 个月内，无静息时疼痛，每日发作 3 次或以上，稳定型心绞痛发作更频繁或更严重，持续时间更长，或诱发体力活动的阈值降低。

Ⅱ级：静息型亚急性心绞痛，指就诊前 1 个月内发生过 1 次或多次静息型心绞痛，但近 48 小时内无发作。

Ⅲ级：静息型急性心绞痛，指在 48 小时内有 1 次或多次静息型心绞痛发作。

（三）内科治疗

不稳定型心绞痛是严重的、具有潜在危险性的疾病，随时可能发展为急性心肌梗死，因此应引起高度重视。对疼痛发作频繁或持续不缓解以及高危患者应立即住院治疗。

1.一般治疗

（1）急性期宜卧床休息，消除心理负担，保持环境安静，必要时给予小剂量镇静剂和抗焦虑药物。

（2）有呼吸困难、口唇发绀者应给氧吸入，维持血氧饱和度达到90%以上。

（3）积极诊治可能引起心肌耗氧量增加的疾病，如感染、发热、急性胃肠道功能紊乱、甲状腺功能亢进症、贫血、心律失常和原有心力衰竭加重等。

（4）必要时应重复检测心肌坏死标记物，以排除急性心肌梗死。

2.硝酸酯类制剂

在发病最初24小时的治疗中，静脉内应用硝酸甘油有利于较恒定地控制心肌缺血发作，对已用硝酸酯类药物和β受体阻滞剂等作为标准治疗的患者，静脉应用硝酸甘油能减少心绞痛的发作次数。初始用量为5～10 μg/min，持续静脉滴注，每3～10分钟增加10 μg/min，直至症状缓解或出现明显不良反应如头痛或低血压（收缩压<90 mmHg或比用药前下降30 mmHg）。目前推荐静脉用药症状消失24小时后，改用口服制剂或皮肤贴剂。持续静脉应用硝酸甘油24～48小时即可出现药物耐受。

3.β受体阻滞剂

可用于所有无禁忌证的不稳定型心绞痛患者，并应及早开始应用，口服剂量要个体化，使患者安静时保持心率50～70次/分。

4.钙离子拮抗剂

钙离子拮抗剂能有效减轻心绞痛症状，尤其用于治疗变异型心绞痛疗效最好。

5.抗凝制剂（肝素和低分子肝素）

静脉注射肝素治疗不稳定型心绞痛是有效的，推荐剂量为先给予肝素80 U/kg静脉注射，然后以18 U/（kg・h）的速度静脉滴注维持，治疗过程中需注意开始用药或调整剂量后6小时测定活化部分凝血活酶时间（APTT），并调整用量，使APTT控制在45～70秒。低分子肝素与普通肝素相比，可以只根据体重调节皮下用量，而不需要实验室监测；疗效肯定，使用方便。

6.抗血小板制剂

（1）阿司匹林类制剂：阻断血小板聚集，防止血栓形成，抑制血管痉挛。阿司匹林可降低不稳定型心绞痛患者的死亡率和急性心肌梗死的发生率，除了短期效应外，长期服用也是有益的。用量每日75～325 mg。小剂量阿司匹林的胃肠道不良反应并不常见，对该药过敏、活动性消化性溃疡、局部出血和出血体质者则不宜应用。

（2）二磷酸腺苷（ADP）受体拮抗剂：氯吡格雷是新一代血小板ADP受体抑制剂，可抑制血小板内Ca^{2+}活性，抑制血小板之间纤维蛋白原桥的形成，防止血小板聚集，作用强于阿司匹林，即可单用于阿司匹林不能耐受者，也可与阿司匹林联合应用。常用剂量每日75 mg，必要时先给予负荷量300 mg，2小时后达有效血药浓度。本药不良反应小，作用快，不需要复查血象。

7.血管紧张素转换酶（ACE）抑制剂

冠心病患者均能从ACE抑制剂治疗中获益，合并糖尿病、心力衰竭或左心室收缩功能不全的高危患者应该使用ACE抑制剂。临床常用制剂：卡托普利、依那普利。

8.调脂制剂

他汀类药物能有效降低胆固醇和低密度脂蛋白胆固醇（LDL-C），并因此降低心血管事件；同时他汀类还有延缓斑块进展、稳定斑块和抗炎等有益作用。常用的他汀制剂：洛伐他汀、辛伐他汀。在应用他汀类药物时，应严密监测转氨酶及肌酸激酶等生化指标，及时发现药物可能引起的肝脏损害和疾病。

三、心绞痛的护理

（一）一般护理

1.休息与活动

患者保持适当的体力活动，以不引起心绞痛为原则，一般不需卧床休息。但心绞痛发作时应立即停止活动，卧床休息，协助患者取舒适体位；不稳定型心绞痛者，应卧床休息。缓解期可逐渐增加活动量，应尽量避免各种诱发因素如过度体力活动、情绪激动、饱餐等，冬天注意保暖。

2.饮食

饮食原则为低盐、低脂低胆固醇、高维生素、易消化饮食。应宣传饮食保健的重要性，进食不宜过饱，保持大便通畅、戒烟酒、肥胖者控制体重。

（二）对症护理及病情观察护理

1.缓解疼痛

心绞痛发作时指导患者立即停止活动，卧床休息，立即舌下含服硝酸甘油，必要时静脉滴注，吸氧；疼痛严重者给予哌替啶 50～100 mg 肌内注射；护士观察患者胸痛的部位、性质、程度、持续时间，严密监测血压、心率、心律、脉搏及心电图变化并叮嘱患者避免引起心绞痛的诱发因素。

2.防止发生急性心肌梗死

指导患者避免心肌梗死的诱发因素，观察心肌梗死的先兆，如心绞痛发作频繁且加重、休息及含服硝酸甘油不能缓解及有无心律失常等。

3.积极去除危险因素

治疗高血压、高血脂、糖尿病等与冠心病有关的疾病。定期复查心电图、血糖、血脂。

（三）用药观察与护理

注意药物疗效及不良反应。心绞痛发作患者给予硝酸甘油舌下含服后 1～2 分钟起作用，若服药后 3～5 分钟仍不缓解，可再服 1 片。不良反应有头晕、头胀痛、头部跳动感、面红、心悸等，偶有血压下降，因此第一次用药患者宜平卧片刻，必要时吸氧。对于心绞痛发作频繁或含服硝酸甘油效果差的患者应警惕心肌梗死的发生，遵医嘱静脉滴注硝酸甘油，监测血压及心率变化及心电图的变化。静脉滴注硝酸酯类掌握好用药浓度和输液速度，并叮嘱患者及家属切不可擅自调节滴速，以免造成低血压。部分患者用药后可出现面部潮红、头部胀痛、头昏、心动过速、心悸等不适症状，应告诉患者是由于药物导致血管扩张造成的，以解除其顾虑。第一次用药时，患者宜平卧片刻。β受体阻滞剂有减慢心率的不良反应，二度或以上房室传导阻滞者不宜应用。

（四）心理护理

心绞痛发作时患者常感到焦虑，而焦虑能增强交感神经兴奋性，增加心肌需氧量，加重心绞痛，因此心绞痛发作时应有专人守护，消除紧张、焦虑、恐惧情绪，避免各种诱发因素，指导患者正确使用心绞痛发作期及预防心绞痛的药物；若心绞痛发作较以往频繁、程度加重、用硝酸甘油无效，应立即来医院就诊，警惕急性心肌梗死发生。

（五）出院指导

（1）合理安排休息与活动，活动应循序渐进，以不引起心绞痛为原则。避免重体力劳动、精神过度紧张的工作或过度劳累。

（2）指导患者遵医嘱正确用药，学会观察药物的作用和不良反应。

（3）教会患者心绞痛时的自救护理：立即就地休息，含服随身携带的硝酸甘油，可重复应用；若心绞痛频繁发作或持续不缓解者及时到医院就诊。

（4）防止心绞痛再发作应避免各种诱发因素如过度体力活动、情绪激动、饱餐、便秘等，并积极减少危险因素如戒烟，选择低盐、低脂低胆固醇、高维生素、易消化饮食，维持理想体重；治疗高血压、高血脂、糖尿病等与冠心病有关的疾病。

第四章　妇科护理

第一节　宫颈炎

宫颈炎是生育期妇女的常见疾病。其病理改变分糜烂、腺囊肿、息肉、肥大四种，以宫颈糜烂最常见。治疗上以局部治疗为主，可采用药物治疗、物理治疗及手术治疗。物理治疗最常用，手术治疗现已很少用。①物理治疗：必须先行宫颈刮片，排除宫颈癌后再进行治疗。适用于糜烂面积较大和炎症浸润较深者，常采用电熨、冷冻、激光、红外线凝结、微波治疗，时间选择在月经干净后 3～7 日内，有急性生殖器炎症者禁用。②药物治疗：适用于糜烂面积小和炎症浸润较浅者，常用奥平 1 粒于睡前塞入阴道深部，隔日 1 次，7 次为 1 个疗程；也可用中药宫颈粉敷撒于宫颈，或用宫颈栓塞于宫颈，月经干净后上药，每周 2 次，4 次为 1 个疗程。

一、流行病学特点和主要危险因素

宫颈炎多见于体质较弱、个人卫生状况较差、经期卫生不良的妇女；多发生于分娩、流产或手术损伤宫颈后，致病菌入侵而引起。病原体主要为葡萄球菌、链球菌、大肠埃希菌及厌氧菌。不洁性生活、损伤、长期慢性炎症刺激、某些化学物质刺激等也可引起慢性宫颈炎。

二、主要健康问题评估

宫颈炎的主要症状为白带增多，呈乳白色黏液状，有时呈淡黄色脓性，如炎症严重或有息肉形成，可有血性白带或接触性出血。当炎症沿宫骶韧带扩散到盆腔时，可有下腹部及腰骶部疼痛，下坠感及痛经，部分患者可不孕。检查可见宫颈不同程度糜烂、肥大，有时可见腺囊肿或息肉等。根据宫颈糜烂的面积大小，可分为三度。根据糜烂的深浅程度可分为单纯型、颗粒型和乳突型三型。宫颈糜烂与早期宫颈癌在外观上很难区分，治疗前需行常规宫颈刮片检查，必要时进行活检以明确诊断。

三、护理干预和健康教育

（一）护理诊断及合作性问题

1.疼痛

下腹及腰骶部疼痛，与炎症沿宫骶韧带扩散到盆腔有关。

2.组织完整性受损

与宫颈损伤、分泌物刺激有关。

（二）护理干预

（1）耐心倾听患者有关疼痛的主诉，向患者解释引起疼痛的原因及缓解方法。叮嘱其注意休息，避免劳累，保持大小便通畅。可采用热敷局部、理疗、听音乐、练气功等方法缓解疼痛。

（2）指导患者进食高蛋白、高热量、高维生素食物，以增加营养，改善机体状况，增强抵抗力。

（3）告诉患者各种物理治疗、手术后皆有阴道分泌物增多，呈黄水样，术后1～2周脱痂时可有少量出血，不必惊慌；当出血多时，应及时报告医师处理。指导患者术后应每日2次清洗外阴，保持外阴部清洁，禁盆浴、性生活和阴道冲洗2个月。

（4）在治疗后的第二次月经干净后3～7日，应到医院复查，如未治愈，可择期再做第二次治疗。

（三）健康教育

向社区育龄妇女宣传慢性宫颈炎的危害及防治的必要性。指出宫颈损伤、炎症是诱发宫颈癌的因素之一，应积极防治；介绍月经期、分娩期、产褥期、人流后及性生活的保健知识，养成良好卫生习惯，锻炼身体、增强体质，预防宫颈炎的发生；指导育龄妇女定期接受体格检查，发现宫颈炎要及时、积极治疗。

第二节　阴道炎

一、滴虫性阴道炎

（一）病因及传染途径

病原体是阴道毛滴虫，不仅感染阴道，还感染尿道旁腺、尿道及膀胱，甚至肾盂，以及男方的包皮皱褶、尿道或前列腺。

传播方式有两种：一是间接传播，为主要传播方式，经由公共浴池、浴盆、游泳池、坐便器、衣物、医疗器械及敷料等途径传播；二是性交直接传播，男女双方有一方泌尿生殖道带有滴虫均可传染给对方。

（二）临床表现

主要症状是稀薄的泡沫样白带增多及外阴瘙痒。间或有外阴灼热、疼痛或性交痛，如合并有尿道感染，可伴有尿频、尿急甚至血尿。检查发现阴道、宫颈黏膜充血，常有散在出血点或红色小丘疹。阴道内特别是后穹隆部可见到灰黄色、泡沫状、稀薄、腥臭味分泌物。有些妇女阴道内虽有滴虫存在，但无任何症状，检查时阴道黏膜也可无异常，称为带虫者。阴道毛滴虫能吞噬精子，阻碍乳酸生成，影响精子在阴道内存活，故可引起不孕。

（三）诊断

根据病史、临床表现及取阴道分泌物进行悬滴法查滴虫，即可确诊。必要时可进行滴虫培养。取阴道分泌物前 24～48 小时内避免性交、阴道灌洗或局部用药。取分泌物前不做双合诊，窥器不涂润滑剂。

阴道分泌物悬滴法比较简便，阳性率可达 80%～90%。于玻片上滴 1 滴生理盐水，自阴道后穹隆取少许分泌物混于玻片盐水中，立即在低倍显微镜下寻找滴虫。若有滴虫可见其波状运动移位，其周围的白细胞被推移。如遇天冷或放置时间过长，滴虫失去活动难以辨认，故要注意保持一定温度和立即检查。

（四）治疗

1.全身用药

甲硝唑（灭滴灵）200 mg，口服，每日 3 次，7 日为 1 个疗程；或单次 2 g 口服，可达到同样效果。口服吸收好，疗效高，毒性小，应用方便。性伴侣应同时治疗。服药后个别患者可出现食欲不振、恶心、呕吐等胃肠道反应，偶见患者出现头痛、皮疹、白细胞减少等反应，可对症处理或停药。甲硝唑能通过胎盘进入胎儿及经乳汁排泄，目前不能排除其对胎儿的致畸作用，因此妊娠早期和哺乳期妇女不宜口服，以局部治疗为主。

2.局部治疗

（1）清除阴道分泌物，改变阴道内环境，提高阴道防御功能。1%乳酸液或 0.1%～0.5%醋酸或 1∶5000 高锰酸钾溶液，也可于 500 mL 水中加食醋 1～2 汤匙灌洗阴道或坐浴，每日 1 次。

（2）阴道上药，在灌洗阴道或坐浴后，取甲硝唑 200mg 放入阴道，每日 1 次，10 日为 1 个疗程。

3.治疗中注意事项

治疗期间禁性生活；内裤及洗涤用毛巾应煮沸 5～10 分钟并在阳光下晒干，以消灭病原体；服药期间应忌酒；未婚女性以口服甲硝唑治疗为主，如需阴道上药应由医护人员放入；滴虫转阴后应于下次月经干净后继续治疗一个疗程，以巩固疗效。

4.治愈标准

治疗后检查滴虫阴性时，每次月经干净后复查白带，连续 3 次检查滴虫均为阴性，方为治愈。

二、念珠菌性阴道炎

由白色念珠菌感染引起。念珠菌是条件致病菌，约 10%的非孕期和 30%的孕期妇女阴道中有此菌寄生，而不表现症状，当机体抵抗力降低、阴道内糖原增多、酸度增高时适宜其繁殖而引起炎症。故多见于孕妇、糖尿病和用大剂量雌激素治疗的患者。长期接受抗生素治疗的患者因阴道内微生物失去相互制约而导致念珠菌生长。其他如维生素缺乏、慢性消耗性疾病、穿紧身化纤内裤、肥胖可使会阴局部的温度及湿度增加等均易发病。

（一）传染方式

传播途径与滴虫性阴道炎相同。另外，人体口腔、肠道、阴道，均可有念珠菌存在，三个部位的念珠菌可自身传染。

（二）临床表现

突出的症状是外阴奇痒，严重时患者坐卧不宁，影响工作和睡眠。若有浅表溃疡可伴有外阴灼痛、尿痛、尿频或性交痛。白带增多，白带特点为白色豆渣样或凝乳块样。检查见外阴有抓痕，阴道黏膜充血、水肿，有白色片状膜物时，擦去白膜可见白膜下红肿黏膜，有时可见黏膜糜烂或形成浅表溃疡。

（三）诊断

根据典型的临床表现不难诊断。若在分泌物中找到白色念珠菌孢子和假菌丝，即可确诊。方法是加温 10%氢氧化钾或生理盐水 1 小滴滴于玻片上，取少许阴道分泌物混合其中，立即在光镜下寻找孢子和假菌线。必要时进行培养，或查尿糖、血糖及做糖耐量试验等，以便查找病因。

（四）治疗

1.消除诱因

如积极治疗糖尿病，停用广谱抗生素、雌激素、皮质类固醇等药物。

2.清洗

用 2%～4%的碳酸氢钠溶液冲洗外阴、阴道或坐浴，改变阴道酸碱度，以不利于念珠菌生存。

3.阴道上药

常用的药物为制霉菌素栓或片，取 1 粒或 1 片放入阴道深处，每晚 1 次，连用 7～14 日。其他还有克霉唑、硝酸咪康唑（达克宁）等栓剂或片剂。

4.顽固病例的处理

久治不愈的患者应注意是否糖尿病或滴虫性阴道炎并存。必要时除局部治疗外，口服制霉菌素片以预防肠道念珠菌的交叉感染。也可用伊曲康唑每次 200 mg，每日 1 次口服，连用 3～5 次；或氟康唑顿服，或服用酮康唑，每日 400 mg，顿服（与用餐同时），5 日为 1 个疗程，孕妇禁用，急慢性肝炎患者禁用。

注意：孕妇患念珠菌性阴道炎应积极局部治疗，预产期前两周停止阴道上药。

三、老年性阴道炎

（一）病因

老年性阴道炎常见于自然或手术绝经后妇女，由于卵巢功能衰退，体内缺乏雌激素，阴道黏膜失去雌激素支持而萎缩，细胞内糖原含量减少，阴道 pH 上升，局部抵抗力下降，细菌易于入侵而引起炎症。长期哺乳妇女也可发生。

（二）临床表现

阴道分泌物增多，黄水样，严重者为血性或脓血性。伴外阴瘙痒、灼热、尿痛或有坠胀感。检查见阴道黏膜萎缩菲薄，充血，有散在小出血点或小血斑，有时有浅表溃疡。严重者与对侧粘连，甚至造成阴道狭窄、闭锁。

（三）诊断

根据年龄、病史和临床表现一般可做出诊断，但需排除其他疾病，如滴虫阴道炎、念珠菌阴道炎、宫颈癌、子宫内膜癌、阴道癌等。必要时做宫颈刮片细胞学检查和宫颈及子宫内膜活检。

（四）治疗

治疗原则为增加阴道黏膜的抵抗力，抑制细菌的生长。

（1）选用 1%乳酸或 0.5%醋酸溶液冲洗外阴、阴道或坐浴，每日 1 次。

（2）甲硝唑或氧氟沙星 100 mg 放入阴道深部，每日 1 次，共 7～10 日。

（3）严重者，经冲洗或坐浴后给己烯雌酚（片剂或栓剂）0.125～0.25 mg，放入阴道，每晚 1 次，7 日为 1 个疗程。或用 0.5%己烯雌酚软膏涂布。

全身用药可口服尼尔雌醇，首次 4 mg，以后每 2～4 周服 2 mg，持续 2～3 个月。

四、护理

（一）护理诊断

1.知识缺乏

缺乏预防、治疗阴道炎的知识。

2.舒适的改变

与外阴、阴道瘙痒、分泌物增多有关。

3.黏膜完整性受损

与阴道炎症有关。

4.有感染的危险

与局部分泌物增多、黏膜破溃有关。

（二）护理措施

（1）注意观察分泌物的量、性状。协助医师取分泌物检查，明确致病菌，对症治疗。

（2）叮嘱患者保持外阴部清洁干燥，勤换内裤（穿棉织品内衣），对外阴瘙痒者，叮嘱其勿使用刺激性药物或肥皂擦洗，不用开水烫，应按医嘱应用外用药物。

（3）对患者进行知识宣教。耐心向患者解释致病原因及炎症的传染途径，增强自我保健意识，严格执行消毒隔离制度。①嘱患者在治疗期间应将所用盆具、浴巾、内裤等煮沸 5～10 分钟或药物浸泡消毒，外阴用物应隔离，以避免交叉或重复感染。②指导患者正确用药，教会患者掌握药物配制浓度、阴道灌洗和坐浴方法。介绍阴道塞药的具体方法及注意点。嘱患者治疗期间避免性交，经期停止坐浴、阴道灌洗及阴道上药。要坚持治疗达到规定的疗程。③指导患者注意性卫生，纠正不正当性行为。为患者严格保密，以解除其忧虑，积极接受检查和诊治。

（4）防治感染：①向患者讲解导致感染的诱因及预防措施，如发现有尿频、尿急、尿痛等征象应及时通知医师。②注意监测患者体温及感染倾向，遵医嘱应用抗生素。

（三）健康教育

（1）注意个人卫生，保持外阴清洁、干燥，尤其在经期、孕产期，每天清洗外阴，更换内裤。

（2）尽量避免搔抓外阴部致皮肤破溃。

（3）鼓励患者坚持用药，不随意中断疗程，讲明彻底治疗的必要性。

（4）告知患者取分泌物前 24～48 小时避免性交、阴道灌洗、局部用药。

（5）治疗后复查分泌物，滴虫性阴道炎在每次月经后复查白带，若连续三次检查均为阴性方为治愈。外阴阴道假丝酵母菌病容易在月经前复发，故治疗后应在月经前复查白带。

（6）已婚者应检查其配偶，如有感染需同时治疗。

第三节　盆腔炎性疾病

女性内生殖器及其周围的结缔组织、盆腔腹膜炎发生的炎症，称为盆腔炎性疾病。炎症可在一处或多处同时发生。根据病程和临床表现分为急性和慢性两种。

一、急性盆腔炎

（一）病因

分娩及一切宫腔内手术操作后感染，经期不注意卫生，生殖器官的邻近器官有炎症，慢性盆腔炎的急性发作及感染性传播疾病等均可引发急性盆腔炎。常见的致病菌多为需氧菌和厌氧菌的混合感染，常见的需氧菌有大肠杆菌、链球菌、葡萄球菌、淋病双球菌等，厌氧菌有脆弱类杆菌、消化链球菌、消化球菌等，沙眼衣原体、支原体等也是较为常见的病原体。

（二）临床表现

由于炎症累及的范围及轻重不同，所以临床表现也不同。患女性生殖系统炎症的诊治者常感到下腹痛，伴发热，严重时寒战、高热、头痛，食欲不振。阴道分泌物增多呈脓性或伴臭味。月经期可有经量增多，经期延长。若有脓肿形成时，可出现局部压迫症状，如尿频、尿急、排尿困难及大便坠胀或里急后重感。有腹膜炎时可出现恶心、呕吐、腹胀等消化系统症状。患者呈急性病容，体温升高，心率加快，腹胀，下腹部肌紧张，有压痛及反跳痛。妇科检查见阴道及宫颈充血，有脓性分泌物或宫颈外口有脓液流出；直肠子宫陷凹有积脓时，后穹隆饱满、触痛、有波动感；子宫内膜炎或子宫肌炎时，子宫略大，软，有压痛；单纯输卵管炎时，输卵管增粗、压痛；有输卵管积脓或输卵管卵巢脓肿时，则可触及包块，压痛明显；宫旁结缔组织炎时，宫旁一侧或两侧可触及片状增厚，或两侧触及包块。

（三）诊断

根据病史、症状及体征可做出初步诊断。另外，需做血、尿常规化验。有条件者取宫颈管或后穹隆穿刺抽取液做涂片或培养及药物敏感试验，可明确病原体及协助选用抗生素。怀疑有包块时，需做 B 超检查。急性盆腔炎应与急性阑尾炎、异位妊娠、卵巢肿瘤蒂扭转或破裂等相鉴别。

（四）治疗

1.支持疗法

患者需加强营养，卧床休息，半卧位有利于脓液积聚在直肠子宫陷凹。补充液体，注意纠正水电解质紊乱及酸碱平衡失调，必要时少量多次输液。高热时给予物理降温。尽量避免不必要的妇科检查。

2.抗生素治疗

根据药物敏感试验选用抗生素较为合理。在无条件作细菌培养和药敏感试验结果未明之前，根据病史临床特点，来选择抗生素。应用要求达到足量，且要注意毒性反应。要配伍合理，药物种类要少，毒性要小，给药途径有静脉滴注、肌内注射和口服，以静脉滴注效果较好。

3.手术治疗

对已有脓肿形成，经药物治疗无效或脓肿破裂者应给予手术治疗。脓肿积聚于直肠子宫陷凹者可作后穹隆切开术，脓肿破裂、输卵管脓肿或输卵管卵巢脓肿者应行剖腹探查术或病灶切除术等。

4.中医中药治疗

原则为清热解毒，活血化瘀。如妇科千金片、银翘解毒汤、安宫牛黄丸等。

二、慢性盆腔炎

慢性盆腔炎多因急性盆腔炎治疗不及时、不彻底，或因患者体质差，病情迁延所致。也有无急性病史者。

（一）临床表现

可有急性盆腔炎的经过。一般均有轻重不一的下腹及腰骶部疼痛或下腹坠胀感和牵拉感，每当月经前后、劳累或性交后加重。由于盆腔充血，可有月经失调及痛经；少数患者可伴有尿频、排尿困难或肛门坠胀感；因输卵管粘连、积水或扭曲，可致不孕；由于病程长，患者思想负担重，易感疲劳，并可出现神经衰弱及胃肠道症状。查体见子宫常呈后位后屈，活动受限或固定；若为输卵管炎，子宫一侧或双侧呈条索状增粗，压痛；输卵管积水和输卵管卵巢囊肿时，可在子宫的一侧或双侧触及囊性包块，活动受限；盆腔结缔组织炎时，子宫一侧或双侧有片状增厚、压痛，累及宫骶韧带则宫骶韧带增粗、变硬、有压痛。

（二）诊断和鉴别诊断

典型病例根据病史、症状及体征不难做出诊断。但对症状较多且无急性盆腔炎病史和缺乏阳性体征时，诊断要慎重，以免增加患者思想负担。慢性盆腔炎须与盆腔淤血症、子宫内膜异位症、陈旧性宫外孕、输卵管卵巢肿瘤、盆腔结核、腰骶部软组织劳损等相鉴别。诊断有困难时，可借助 B 型超声波、腹腔镜等辅助检查进行鉴别，必要时剖腹探查。

（三）治疗

1.一般治疗

消除患者思想顾虑，正确对待疾病，增强信心，注意营养，加强体格锻炼，劳逸结合，提高机体的抵抗力。

2.抗生素与其他药物治疗

疼痛明显或急性、亚急性发作患者，应选用抗生素治疗。在使用抗生素治疗的同时，可配合使用肾上腺皮质激素，如地塞米松 0.75 mg，口服，每日 3 次；停药时注意逐渐减量。

还可同时加用α-糜蛋白酶 5 mg 或透明质酸酶 1500 U 或胎盘组织液 2 mL 肌内注射，隔日 1 次，5～10 次为 1 个疗程，有利于松解粘连和炎症的吸收。

3.物理疗法

常用短波、超短波、离子透入，频谱仪、激光等温热刺激促进盆腔血液循环，以利于炎症的吸收和消退。

4.中医中药治疗

慢性盆腔炎以湿热型为多见，治则以清热利湿活血化瘀为主。妇科千金片为常选用的中成药物。

5.手术治疗

输卵管积水、输卵管卵巢囊肿及反复发作的感染病灶经上述治疗无效者，可进行手术治疗。手术要彻底，避免遗留病灶再次复发。

三、护理措施

（1）患者需卧床休息，取半坐卧位，以便脓液聚积于子宫直肠陷凹而使炎症局限。加强巡视，及时发现和满足患者需要。

（2）观察疼痛有无加重。如突然腹痛加重，下腹部拒按压，应立即通知医师，以确定是否脓肿破裂。

（3）测体温、脉搏、呼吸，每 4 小时一次，体温超过 38.5℃时，给予物理降温，如酒精擦浴、温水擦浴或冰袋外敷等；遵医嘱应用退热药，降温后半小时复测体温并记录于体温单上。

（4）鼓励患者多饮水，每天 1500～2000 mL，给予清淡、易消化的高热量、高蛋白、富含维生素的饮食。

（5）保持室内空气新鲜，保持室温在 18～22℃，湿度在 50%～70%。患者出汗后应及时更换衣服，避免受凉。

（6）协助医师做好血和子宫颈管分泌物的培养和药敏试验。密切观察患者病情变化，注意有无感染性休克的症状。

第四节　外阴炎

外阴部炎症包括外阴炎和前庭大腺炎。外阴炎是外阴皮肤及黏膜的炎症，主要因外阴不洁及阴道炎性分泌物、粪便和尿液浸渍、刺激，以及会阴垫、化纤类内裤的刺激而引起。前庭大腺炎是病原菌侵入小阴唇内侧的前庭大腺管口引起的腺管炎症。如炎性渗出物阻塞腺管口，脓液不能引流则形成前庭大腺脓肿；急性炎症消退后，如腺管堵塞，分泌物不能排出，则形成前庭大腺囊肿。

一、流行病学特点和主要危险因素

本病常见于个人卫生习惯和外阴卫生差者，糖尿病患者和外阴局部营养不良者。在性交、分娩、月经期等情况下，更易污染外阴。主要的病原体有葡萄球菌、大肠埃希菌、肠球菌、链球菌等。

二、主要健康问题评估

（一）外阴炎

外阴皮肤瘙痒、疼痛或烧灼感，于活动、性交、排尿、排便时加重。检查见外阴红肿，有抓痕，严重者形成溃疡或湿疹。慢性期外阴皮肤增厚、粗糙或皲裂。

（二）前庭大腺炎

急性期前庭大腺炎患者感觉患侧大阴唇下 1/3 处肿胀、疼痛、灼热感，行走不便，有时可导致大小便困难；检查见局部皮肤红肿、发热、压痛明显。当脓肿形成时，可触及波动感，疼痛加重，并伴有发热等全身症状和腹股沟淋巴结肿大。脓肿可自行破溃，流出脓液。前庭大腺囊肿形成后，局部有坠胀感。

三、护理干预和健康教育

（一）护理诊断及合作性问题

1.组织完整性受损

与炎症刺激、局部搔抓或用药不当有关。

2.不舒适

外阴瘙痒，与阴道分泌物增多、刺激外阴皮肤有关。

3.疼痛

外阴肿痛，与急性前庭大腺炎及局部形成脓肿、囊肿有关。

（二）护理干预

（1）叮嘱患者急性期卧床休息，取侧卧位，以减少摩擦。摄取富含营养的易消化饮食，忌辛辣刺激性食物。

（2）每日清洁外阴，更换内裤，保持外阴清洁干燥，局部应避免搔抓和勿用刺激性药物或肥皂擦洗。

（3）协助和指导患者用高锰酸钾溶液或其他外阴消毒洗液（如洁尔阴）坐浴，坐浴时会阴部应浸没于溶液中。配制的溶液浓度不能太浓，以免烧灼皮肤、黏膜。同时指导患者进行局部热敷。

（4）指导患者遵医嘱使用抗生素和止痒、止痛、抗过敏的药物。

（5）脓肿或囊肿切开引流后，社区护士应为术后患者换药，外阴用 1∶5000 氯己定（洗必泰）棉球擦洗，每日 2 次，直至伤口愈合后改用 1∶5000 高锰酸钾溶液坐浴，每次坐浴 20 分钟，每日 2 次。

（三）健康教育

向社区妇女介绍防治外阴炎的基本知识，强调预防的重要性；指出夫妻双方都应保持会阴部的清洁卫生；指导妇女注意摄取营养，加强身体锻炼，注意个人卫生，每日更换内裤，不穿紧身化纤内裤，保持外阴清洁干燥，避免不洁的性生活；注意月经期、妊娠期、产褥期及流产后的卫生，尤其应注意防止感染。

第五节　不孕症

凡婚后未避孕、有正常性生活、同居 2 年而未曾妊娠者，称不孕症。婚后未避孕从未妊娠者称原发性不孕，曾有过妊娠而后未避孕连续 2 年不孕者，称为继发性不孕。

一、病因与发病机制

受孕是一个复杂的生理过程。卵巢要排出正常卵子；精液正常并有正常形态和数量的精子；精子和卵子要能够在输卵管内相遇结合成为受精卵，而后在宫腔着床发育。导致不孕的原因也很复杂有以下几方面。

（一）女性不孕的因素

约占 60%，以输卵管及卵巢因素为多。

1.排卵障碍

常由于下丘脑-垂体-卵巢轴功能紊乱、全身性疾病、卵巢病变等导致无法排卵。

2.输卵管因素

输卵管因素是不孕症最常见的原因，如输卵管炎症、输卵管发育异常等。

3.子宫因素

子宫发育不良、黏膜下肌瘤、特异性或非特异性子宫内膜炎症、宫腔粘连及内膜分泌反应不良等，可导致孕卵不能着床或着床后早期流产。

4.宫颈因素

体内雌激素水平低下或宫颈炎症时，子宫颈黏液的性质和量发生改变，影响精子的活力和进入宫腔的数量，宫颈息肉、宫颈口狭窄等均可导致精子穿过障碍而不孕。

5.阴道因素

先天性无阴道、阴道横隔、处女膜闭锁，以及各种原因引起的阴道狭窄都可能影响精子进入，严重的阴道炎症可缩短精子生存时间而致不孕。

6.免疫因素

不孕妇女的宫颈黏液内产生抗精子抗体或血清中存在透明带自身抗体，都会阻碍精子和卵子的正常结合。

（二）男性不育因素

约占40%，主要为生精障碍与输精障碍。

1.精液异常

指无精子或精子数量过少，活力减弱，形态异常。常见的原因有先天性发育异常、全身慢性消耗性疾病等。

2.精子运送受阻

多因炎症致使输精管阻塞，阻碍精子通过。阳痿或早泄患者往往不能使精子进入阴道。

3.免疫因素

男性体内产生对抗自身精子的抗体，或射出的精子产生自身凝集而不能穿过宫颈黏液。

4.内分泌功能障碍

如甲亢、肾上腺皮质功能亢进、垂体功能减退等。

二、治疗原则

注意增强体质以增进健康，纠正贫血和营养不良状态，积极治疗各种内科疾病，针对检查结果做相应治疗。

（一）排卵功能异常的治疗

如确定不孕的原因是无排卵，则需找出原因对症下药，如以甲状腺素治疗甲状腺功能低下，以性腺激素释放因子治疗性腺功能不足，以性腺激素释放因子的拮抗剂治疗男性激素分泌过多症，以刺激排卵的药物诱发排卵。

（二）子宫、输卵管及盆腔因素的治疗

有些子宫解剖结构异常可用手术矫治，持续性子宫内膜炎可给予抗生素治疗，子宫内膜异常增生可用子宫扩张及刮除术去除异常增生的组织。子宫内膜异位症可以手术、药物或两者并用的方式治疗，输卵管阻塞可以通过输卵管通气试验治疗或显微手术矫治。子宫颈黏液分泌不佳，可用小剂量雌激素改善分泌情形。

（三）其他

根据具体检查结果及治疗情况分别采用人工授精、体外受精及胚胎植入、配子输卵管内移植及宫腔配子移植技术。

三、护理

（一）护理目标

（1）夫妇双方能陈述不孕的主要原因，并能配合进行各项检查。

（2）患者能以积极的态度配合并坚持治疗。

（3）绝对不孕者能面对现实，以坦然乐观的心态处之。

（二）护理措施

1.提供相关知识

首先应详尽评估夫妇双方目前具有的不孕相关知识及错误观念，鼓励他们毫无保留地表达自己内心的看法、认识及顾虑，教会他们预测排卵的方法，让他们掌握性交的适当时期。指导夫妇双方注意生活规律，避免精神紧张等情绪改变，保持健康心态，用深入浅出的讲解使他们对生育与不孕有正确了解，纠正错误观念，正确而客观地认识生育与不孕，指出绝大部分不孕因素都可以治疗，使他们树立信心，配合检查。

2.协助医师实行治疗方案

配合医师根据检查结果确定治疗方案，并向患者提供帮助，鼓励他们坚持治疗，对绝对不孕者帮助他们度过悲伤期，面对现实，根据自身条件接受相应的治疗方案。

3.提供心理支持

由于封建意识的影响，不孕夫妇承受着来自家庭及社会的巨大压力，甚至家庭破裂的痛苦，常表现出自卑、无助或对生活的绝望。因此，要耐心听取他们的倾诉，取得她们的信任，给予他们心理疏导和支持，使他们能正确对待生活、生育，解除紧张情绪，以提高生活质量，或使大脑皮层功能紊乱所致的排卵异常得到纠正而受孕。

第五章 产科护理

第一节 早产

早产是指妊娠满28周至不足37周（196～258天）分娩者。此时娩出的新生儿称为早产儿，体重为1000～2499 g。各器官发育尚不够健全，出生孕周越小，体重越轻，预后越差。国内早产占分娩总数的5%～15%。约15%早产儿于新生儿期死亡。近年由于早产儿治疗学及监护手段的进步，其生存率明显提高，伤残率下降，国外学者建议将早产定义时间上限提前到妊娠20周。

一、病因

诱发早产的常见原因有：①胎膜早破、绒毛膜羊膜炎最常见，30%～40%早产与此有关；②下生殖道及泌尿道感染，如B族溶血性链球菌、沙眼衣原体、支原体感染、急性肾盂肾炎等；③妊娠合并症与并发症，如妊娠期高血压疾病、妊娠期肝内胆汁淤积症，妊娠合并心脏病、慢性肾炎、病毒性肝炎、急性肾盂肾炎、急性阑尾炎、严重贫血、重度营养不良等；④子宫过度膨胀及胎盘因素，如羊水过多、多胎妊娠、前置胎盘、胎盘早剥、胎盘功能减退等；⑤子宫畸形，如纵隔子宫、双角子宫等；⑥宫颈内口松弛；⑦每日吸烟>10支，酗酒。

二、临床表现

早产的主要临床表现是子宫收缩，最初为不规则宫缩，常伴有少许阴道流血或血性分泌物，之后可发展为规则宫缩，其过程与足月临产相似，胎膜早破较足月临产多见。宫颈管先逐渐消退，然后扩张。妊娠满28周至不足37周出现至少10分钟一次的规则宫缩，伴宫颈管缩短，可诊断先兆早产。妊娠满28周至不足37周出现规则宫缩（20分钟≥4次，或 60 分钟≥8 次，持续>30 秒），伴宫颈缩短≥80%，宫颈扩张 1 cm 以上，诊断为早产临产。部分患者可伴有少量阴道流血或阴道流液。以往有晚期流产、早产史及产伤史的孕妇容易发生早产。诊断早产一般并不困难，但应与妊娠晚期出现的生理性子宫收缩相区别。生理性子宫收缩一般不规则、无痛感，且不伴有宫颈管消退和宫口扩张等改变。

三、处理原则

若胎膜未破，胎儿存活、无胎儿窘迫，无严重妊娠合并症及并发症时，应设法抑制宫缩，尽可能延长孕周；若胎膜已破，早产不可避免时，应设法提高早产儿存活率。

四、护理

（一）护理评估

1.病史

详细评估可导致早产的高危因素，如孕妇以往有流产史、早产史或本次妊娠期有阴道流血史，则发生早产的可能性较大，应详细询问并记录患者既往出现的症状及接受治疗的情况。

2.身心诊断

妊娠晚期者子宫收缩规律（20 分钟≥4 次），伴以宫颈管消退≥75%，以及进行性宫颈扩张 2 cm 以上时，可诊断为早产者临产。

早产已不可避免时，孕妇常会不自觉地把一些相关的事情与早产联系起来而产生自责感，由于孕妇对结果的不可预知，恐惧、焦虑、猜测也是早产孕妇常见的情绪反应。

3.辅助检查

通过全身检查及产科检查，结合阴道分泌物的生化指标检测，核实孕周，评估胎儿成熟度、胎方位等；观察产程进展，确定早产的进程。

（二）可能的护理诊断

1.有新生儿受伤的危险

与早产儿发育不成熟有关。

2.焦虑

与担心早产儿预后有关。

（三）预期目标

（1）新生儿不存在因护理不当而产生的并发症。

（2）患者能平静地面对事实，接受治疗及护理。

（四）护理措施

1.预防早产

孕妇良好的身心状况可减少早产的发生，突发的精神创伤也可诱发早产。因此，应做好孕期保健工作，指导孕妇加强营养，保持平静心情。避免诱发宫缩的活动，如抬举重物、性生活等。高危孕妇必须多卧床休息，以左侧卧位为宜，以增加子宫血循环，改善胎儿供氧，慎做肛查和引导检查等，积极治疗合并症。宫颈内口松弛者应于孕 14～18 周或更早些时间做预防性宫颈环扎术，防止发生早产。

2.药物治疗的护理

先兆早产的主要治疗为抑制宫缩，与此同时，还要积极控制感染治疗合并症和并发症。护理人员应能明确具体药物的作用和用法，并能识别药物的不良反应，以避免毒性作用的发生，同时，应对患者做相应的健康教育。常用抑制宫缩的药物有以下四类。

（1）β肾上腺素受体激动素：其作用为激动子宫平滑肌β受体，从而抑制宫缩。此类药物的不良反应为心跳加快、血压下降、血糖增高、血钾降低、恶心、出汗、头痛等。常用药物有利托君、沙丁胺醇等。

（2）硫酸镁：镁离子直接作用于肌细胞，使平滑肌松弛，抑制子宫收缩。一般采用 25%硫酸镁 20 mL 加于 5%葡萄糖液 100～250 mL 中，在 30～60 分钟内缓慢静脉滴注，然后用 25%硫酸镁 10～20 mL 加于 5%葡萄糖液 100～250 mL 中，以每小时 1～2 g 的速度缓慢静脉滴注，直至宫缩停止。

（3）钙拮抗剂：阻滞钙离子进入细胞而抑制宫缩。常用硝苯地平 5～10 mg，舌下含服，每日 3 次。用药时必须密切观察孕妇及血压的变化，若合并使用硫酸镁时更应慎重。

（4）前列腺素合成酶抑制剂：前列腺素有刺激子宫收缩和软化宫颈的作用，其抑制剂则有减少前列腺素合成的作用，从而抑制宫缩。常用药物有吲哚美辛及阿司匹林等。但此类药物可抑制胎儿前列腺素的合成和释放，使胎儿体内前列腺素减少，而前列腺素药物可通过胎盘抑制胎儿前列腺素的合成和释放，使胎儿体内前列腺素减少，而前列腺素药物有维持胎儿动脉导管开放的作用，缺乏时导管可能过早关闭而致胎儿血循环障碍。因此，临床已较少应用，必要时仅能短期（不超过 1 周）服用。

3.预防新生儿并发症的发生

在保胎过程中，应每日行胎心监护，教会患者自数胎动，有异常时及时采取应对措施。在分娩前按医嘱给孕妇糖皮质激素如地塞米松、倍他米松等，可促胎肺成熟，是避免发生新生儿呼吸窘迫综合征的有效步骤。

4.为分娩做准备

如早产已不可避免，应尽早决定合理分娩的方式，如臀位、横位，估计胎儿成熟度低，而产程又需较长时间者，可选用剖宫产术结束分娩；经阴道分娩者，应考虑使用产钳和会阴切开术以缩短产程，从而减少分娩过程中对胎头的压迫。同时，充分做好早产儿保暖和复苏的准备，临产后慎用镇静剂，避免发生新生儿呼吸抑制的情况；产程中应给孕妇吸氧；新生儿出生后，立即结扎脐带，防止过多母血进入胎儿循环，造成循环系统负荷过载。

5.为孕妇提供心理支持

安排时间与孕妇进行开放式的讨论，让患者了解早产的发生并非她的过错，有时早产甚至是无缘由的，也要避免为减轻孕妇的负疚感而给予过于乐观的保证。由于早产是出乎意料的，孕妇多没有精神和物质准备，对产程的孤独无助感尤为敏感，因此，丈夫、家人和护士在身旁提供支持较足月分娩更显得重要，并帮助孕妇重建自尊，以良好的心态承担早产儿母亲的角色。

（五）护理评价

（1）患者能积极配合医护措施。

（2）母婴顺利经历全过程。

第二节　流产

流产是指妊娠不足 28 孕周，胎儿体重不足 1000 g 即终止者。流产分人工流产与自然流产。人工流产是指应用人工方法使妊娠终止。自然流产是发生于妊娠 12 周以前者为早期流产，发生于妊娠 12 周至 27 孕周末者为晚期流产。

一、病因

（一）胚胎因素

由于卵子和精子本身的缺陷，胚胎染色体结构或数目异常，引起受精卵和胚胎发育异常或绒毛变性，是早期自然流产的最常见原因。

（二）母体因素

1.内分泌失调

妊娠早期卵巢黄体功能不全，导致孕激素产生不足；此外，甲状腺功能异常、糖尿病等均可影响胚胎的正常发育，导致流产。

2.全身性疾病

急性传染病、高热，孕早期病毒感染，慢性疾病如严重贫血、心力衰竭，都可导致流产。

3.子宫病变

子宫畸形、子宫发育不良、子宫肌瘤等可影响胚胎、胎盘生长发育导致流产；宫颈重度裂伤或宫颈内口松弛易导致晚期流产。

4.创伤及其他

外伤、妊娠早期腹部手术等易刺激子宫收缩而引起流产，免疫因素如母儿血型不合也可导致流产。

二、临床表现及各类型流产的鉴别诊断

流产的主要症状是停经后阴道流血和下腹痛。按流产发展过程分以下六种类型。

（一）先兆流产

停经后有少量阴道流血，伴轻微下腹胀痛、腰酸。妇科检查宫口未开，子宫大小与停经周数相符；尿妊娠试验阳性；B 型超声可见胚囊大小、胎心、胎动情况与孕周相符。经保胎治疗后部分可继续妊娠。

（二）难免流产

其由先兆流产发展而来，流产已不可避免。阴道流血量增多，常超过月经量，下腹痛呈阵发性加剧。妇科检查宫口已开大，有时可见胎膜或胚胎组织堵塞，子宫大小与妊娠周数相符或略小，尿妊娠试验阳性或阴性。

（三）不全流产

不全流产指妊娠产物已部分排出体外，尚有部分残留在宫腔内。多发生于妊娠 8～12 周间。残留组织影响宫缩血窦不能关闭，可导致持续性流血，甚至休克，若不及时处理可危及生命。妇科检查宫口开大或有胎盘组织堵塞；子宫较停经月份小；尿妊娠试验阴性；反复出血易发生感染。

（四）完全流产

是指妊娠产物已全部排出。多发生于孕 8 周之前或孕 12 周以后。阴道流血逐渐停止，腹痛逐渐消失，妇科检查宫口已关闭，子宫接近正常大小。

（五）稽留流产

是指胚胎或胎儿在子宫内已死亡，尚未自然排出者。多数患者有过先兆流产症状，此后子宫不再增大反而缩小，可有少量咖啡色分泌物；妊娠试验阴性；妇科检查宫口关闭，子宫明显小于停经周数；B 型超声提示无胎心。若胚胎死亡日久，胎盘组织机化与子宫粘连不易剥离，易感染；同时胎盘在自溶退变过程中，释放凝血活酶，消耗大量纤维蛋白原致凝血功能障碍，导致弥散性血管内凝血（DIC）的发生。

（六）习惯性流产

是指自然流产连续发生 3 次或 3 次以上者。常发生在妊娠的同一时期，发展过程与一般流产相同。习惯性流产的诊断并不困难，难的是要明确病因，才能防治。

三、处理

（一）先兆流产

先兆流产宜保胎治疗。若经两周治疗症状未见改善，或辅助检查提示胚胎已死亡，应及时终止妊娠。保胎期间应卧床休息，禁性生活，保持会阴清洁，避免不必要的阴道检查。黄体功能不全者黄体酮 20 mg 肌肉注射，每日 1 次，至阴道流血停止，再减半量继续用药 1～2 周停药。维生素 E 30～50 mg，每日 3 次，促进胚胎发育。甲状腺功能低下者每日口服甲状腺粉 0.03～0.06 g。解除孕妇思想负担，给予精神安慰，加强营养等。

（二）难免流产

难免流产应尽快清除宫腔内容物。早期流产时应行吸宫术，失血多时应输血，并肌肉注射缩宫素 5～10 U；晚期流产时缩宫素 5 U 每半小时肌肉注射 1 次，共 6 次，或缩宫素 5～10U 加入 5%葡萄糖液 500 mL 内静脉滴注。

（三）不全流产

确诊后立即清宫。必要时补液、输血，术后给予抗生素预防感染。刮出物送病检。

（四）完全流产

完全流产如无感染征象，一般不需特殊处理。

（五）稽留流产

稽留流产确诊后尽应早排空子宫，同时警惕可能发生的凝血功能障碍。子宫小于妊娠 12 周者，进行吸宫或钳刮术，术前应先做凝血功能检查，无异常时，可口服乙烯雌酚 5～10 mg，每天 3 次，共 5 天，以提高子宫对缩宫素的敏感性，术时配血备用，并肌肉注射缩宫素。子宫大于妊娠 12 周者，可用缩宫素 10～20 U 加 5%葡萄糖液 500 mL 静脉滴注引产，逐渐增加缩宫素剂量，直至出现宫缩。也可用前列腺素或乳酸依沙吖啶（利凡诺）等引产。

（六）习惯性流产

应针对病因进行治疗。

四、护理评估

（一）健康史

有无停经史、早孕反应、阴道流血、阴道的排出物、腹痛，既往有无流产史等，以此来判断是否流产以及识别流产的类型。

（二）身心状况

1.躯体状况

（1）阴道流血：先兆流产出血量少，血液可呈鲜红色、粉红色或深褐色；难免流产出血量多，超过月经量，色鲜红；不全流产阴道流血伴有胚胎组织的排出；完全流产阴道流血伴有胚胎组织的全部排出。

（2）腹痛：先兆流产轻微下腹痛，伴有腰酸及下坠感；难免流产或不全流产时腹痛加剧；完全流产时腹痛减轻或消失。

（3）体检：观察全身情况，检测有无贫血，出血多时可表现为血压下降，脉率加速等休克症状，有感染可能时体温升高。

2.心理状况

被诊断为先兆流产的患者可能会为能否继续妊娠而焦虑、恐惧；妊娠无法进行者，可因阴道出血、腹痛等症状及失去胎儿的现实而愤怒、沮丧、悲伤。评估家属对事件的看法、心理感受以及情绪反应，评估家庭成员对孕妇的心理支持是否有利。

3.实验室及其他检查

妇科检查重点是检查宫口有无扩张、有无组织物堵塞，子宫大小是否与停经月份相符，有无压痛，双侧附件有无块状物。

（1）人绒毛膜促性腺激素（HCG）：若测定 HCG 低于正常值，提示将要流产。

（2）B 超检测：可显示有无胎囊、胎动、胎心，从而可诊断并鉴别流产及其类型。

五、护理诊断

（一）预感性悲哀

与即将失去胎儿有关。

（二）舒适改变

与腹部胀痛、腰酸、下坠感有关。

（三）有组织灌注量不足的危险

与阴道流血造成失血性休克有关。

（四）潜在并发症

感染。

六、预期目标

（1）患者能维持稳定的心态，配合治疗。

（2）缓解不适症状。

（3）出血得到控制，生命体征能维持正常。

（4）出院时患者无感染症状发生。

七、护理措施

（一）心理疏导

引导患者说出焦虑和心理感受，鼓励患者提出有关疾病及胎儿安危问题，让患者情绪稳定，告知其治愈的可能性，应以良好的心态面对下一次妊娠，并建议患者做相关的检查，尽可能查明流产的原因，以便在下次妊娠前或妊娠时及时采取处理、护理措施。

（二）严密观察出血量和休克的早期征象

（1）对难免流产、不全流产的患者应积极采取措施，及时做好终止妊娠的术前准备，术中的积极配合，促使胚胎组织及早完全排出，同时开放静脉，做好输液、输血的准备。

（2）对稽留流产者应给予重视和协助，做好有关凝血功能的检查，遵医嘱按时按量地应用己烯雌酚，以增加子宫对缩宫素的敏感性，并做好手术前的一切准备工作。

（三）缓解不适，做好保胎的护理

先兆流产与习惯性流产患者，应绝对卧床休息，保持足够的营养。按医嘱给予适量对胎儿无害的镇静剂和黄体酮等。保持粪便通畅，防止腹胀与便秘的产生。严密观察病情，尤应注意腹痛、阴道流血及有无妊娠物的排出。协助做好辅助检查的测定，对于习惯性流产者，保胎时间应持续到超过每次流产的妊娠周数之后。

（四）预防感染

手术时应严格执行无菌操作规程，指导患者保持外阴清洁，并用消毒溶液擦洗外阴，每天 2 次，使用消毒的卫生垫，对出血时间长者，按医嘱给予抗生素。对流产合并感染者，先给予足量的抗生素，感染控制后再行手术“刮宫”。并叮嘱患者取半卧位，严密观察患者体温、血常规及阴道分泌物。

八、健康教育

（1）先兆流产患者主要是卧床休息，减少对妊娠子宫的刺激，禁止性生活，注意营养。

（2）手术后患者如有阴道流血，腹痛应及时到医院就诊。

（3）有习惯性流产者，应在早期采取积极措施进行干预。

（4）保持外阴清洁，禁止盆浴 2 周，禁止性生活 1 个月，以防感染。

（5）指导避孕方法的实施，应告知患者，若需再次妊娠至少在流产 6 个月以后。

第三节　产道异常

产道是胎儿经阴道娩出时必经的通道，包括骨产道及软产道。产道异常可使胎儿娩出受阻，临床上以骨产道异常多见。

一、骨产道异常

（一）疾病概要

骨盆是产道的主要构成部分，其大小、形状与分娩的难易有直接关系。骨盆结构形态异常，或径线较正常为短，称为骨盆狭窄。

1.骨盆入口平面狭窄

我国妇女状况常见有单纯性扁平骨盆和佝偻病性扁平骨盆两种类型。

2.中骨盆及出口平面狭窄

我国妇女状况常见有漏斗骨盆和横径狭窄骨盆两种类型。

3.骨盆三个平面狭窄

骨盆三个平面狭窄称为均小骨盆。骨盆形状正常，但骨盆入口、中骨盆及出口平面均狭窄，各径线均小于正常值 2 cm 或以上，多见于身材矮小、体型匀称妇女。

4.畸形骨盆

见于小儿麻痹后遗症、先天性畸形、长期缺钙、外伤以及脊柱与骨盆关节结核病等。骨盆变形，左右不对称，骨盆失去正常形态称畸形骨盆。

（二）护理评估

1.病史

询问孕妇幼年有无佝偻病、脊髓灰质炎、脊柱和髋关节结核以及外伤史。对经产妇，应了解既往有无难产史及其发生原因，新生儿有无产伤等。

2.身心状态

（1）骨盆入口平面狭窄的临床表现。

胎头衔接受阻：若骨盆入口狭窄时，即使已经临产而胎头仍未入盆，经检查胎头跨耻征阳性。胎位异常如臀先露，颜面位或肩先露的发生率是正常骨盆的 3 倍。

临床表现为潜伏期及活跃期早期延长：若已临产，根据骨盆狭窄程度，产力强弱，胎儿大小及胎位情况不同，临床表现也不同。

（2）中骨盆平面狭窄的临床表现。

胎头能正常衔接：潜伏期及活跃期早期进展顺利。当胎头下降至中骨盆时，由于内旋转受阻，胎头双顶径被阻于中骨盆狭窄部位之上，常出现持续性枕横位或枕后位。同时出现继发性宫缩乏力，活跃期后期及第二产程延长甚至第二产程停滞。

中骨盆狭窄的临床表现：当胎头受阻于中骨盆时，有一定可塑性的胎头开始变形，颅骨重叠，胎头受压，使软组织水肿，产瘤较大，严重时可发生脑组织损伤，颅内出血及胎儿宫内窘迫。若中骨盆狭窄程度严重，宫缩又较强，可发生先兆子宫破裂及子宫破裂，强行阴道助产，可导致严重软产道裂伤及新生儿产伤。

（3）骨盆出口平面狭窄的临床表现：骨盆出口平面狭窄与中骨盆平面狭窄常同时存在。若单纯骨盆出口平面狭窄者，第一产程进展顺利，胎头至盆底受阻，胎头双顶径不能通过出口横径。强行阴道助产，可导致软产道，骨盆底肌肉及会阴严重损伤。

3.检查

（1）一般检查：测量身高，孕妇身高 145 cm 应警惕均小骨盆。观察孕妇体型，步态有无跛足，有无脊柱及髋关节畸形，米氏菱形窝是否对称，有无尖腹及悬垂腹等。

（2）腹部检查。

腹部形态：观察腹型，尺测子宫长度及腹围，预测胎儿体重，判断能否通过骨产道。

胎位异常：骨盆入口狭窄往往因头盆不称，胎头不易入盆导致胎位异常，如臀先露、肩先露。

估计头盆关系：正常情况下，部分初孕妇在预产期前 2 周，经产妇于临产后，胎头应入盆。如已临产，胎头仍未入盆，则应充分估计头盆关系。检查头盆是否相称的具体方法：孕妇排空膀胱，仰卧，两腿伸直。检查者将手放在耻骨联合上方，将浮动的胎头向骨盆腔方向推压。若胎头低于耻骨联合前表面，则表示胎头可以入盆，头盆相称，称胎头跨耻征阴性；若胎头与耻骨联合前表面在同一平面，则表示可疑头盆不称，称胎头跨耻征可疑阳性；若胎头高于耻骨联合前表面，则表示头盆明显不称，称胎头跨耻征阳性。

（3）骨盆测量。

骨盆外测量：骨盆外测量各径线小于正常值 2 cm 或以上为均小骨盆。骶耻外径<18 cm 为扁平骨盆。坐骨结节间径<8cm，耻骨弓角度<90°，为漏斗骨盆。骨盆两侧径（以一侧髂前上棘至对侧髂后上棘间的距离）及同侧（从髂前上棘至同侧髂后上棘间的距离）直径相差大于 1 cm 为偏斜骨盆。

骨盆内测量：骨盆外测量发现异常，应进行骨盆内测量。对角径<11.5 cm，骶岬突出为骨盆入口平面狭窄，属扁平骨盆。中骨盆平面狭窄及骨盆出口平面狭窄往往同时存在，应测量骶骨前面弯度，坐骨棘间径，坐骨切迹宽度。若坐骨棘间径<10 cm，坐骨切迹宽度<2横指，为中骨盆平面狭窄。若坐骨结节间径<8 cm，应测量出口后矢状径及检查骶尾关节活动度，估计骨盆出口平面的狭窄程度。若坐骨结节间径与出口后矢状径之和<15 cm，为骨盆出口狭窄。

（三）护理诊断

1.恐惧

与分娩结果未知及手术有关。

2.有新生儿受伤的危险

与剖腹产有关。

3.有感染的危险

与胎膜早破有关。

4.潜在并发症

与失血性休克有关。

（四）护理目标

（1）产妇恐惧感减轻。

（2）孕产妇及新生儿未出现因护理不当引起并发症。

（五）护理措施

1.心理支持及一般护理

在分娩过程中，应安慰产妇，使其精神舒畅，信心倍增，保证营养及水分的摄入，必要时补液。产妇还需注意休息，要监测宫缩强弱，勤听胎心，检查胎先露部下降及宫口扩张程度。

2.执行医嘱

（1）明确狭窄骨盆类别和程度，了解胎位、胎儿大小，胎心率，宫缩强弱，宫口扩张程度，破膜与否，结合年龄，产次，既往分娩史进行综合判断，决定分娩方式。

（2）骨盆入口平面狭窄在临产前或在分娩发动有以下情况时实施剖宫产术。①明显头盆不称（绝对性骨盆狭窄）：骶耻外径≤16.0 cm，骨盆入口前后径≤8.0 cm，胎头跨耻征阳性者。若胎儿死亡，如骨盆入口前后径<6.5 cm时，虽碎胎也不能娩出，必须剖宫。②轻度狭窄，同时具有下列情况者：胎儿大、胎位异常、高龄初产妇、重度妊高症及胎儿珍贵患者。③屡有难产史且无一胎儿存活者。

（3）试产：骨盆入口平面狭窄属轻度头盆不称（相对性骨盆狭窄）：骶耻外径16.5～17.5 cm，骨盆入口前后径8.5～9.5 cm，胎头跨耻征可疑阳性。足月活胎体重<3000 g，胎心和产力正常，可在严密监护下进行试产。试产时应密切观察宫缩、胎心音及胎头下降情况，并注意产妇的营养和休息。如宫口渐开大，胎头渐下降入盆，即为试产成功，准妈妈多能自产，必要时可用负压吸引或产钳助产。若宫缩良好，经2～4小时（视头盆不称的程度而定）胎头仍不下降、宫口扩张迟缓或停止扩张者，表明试产失败，应及时进行剖宫产术结束分娩。若试产时出现子宫破裂先兆或胎心音有改变，应迅速剖宫，并发宫缩乏力、胎膜早破及持续性枕后位者，也以剖宫为宜。如胎儿已死，则以穿颅为宜。

（4）中骨盆及骨盆出口平面狭窄的处理：中骨盆狭窄者，若宫口已开全，胎头双顶径下降至坐骨棘水平以下时，可采用手法或胎头吸引器将胎头位置转正，再进行胎头吸引术或产钳术助产；若胎头双顶径阻滞在坐骨棘水平以上时，应进行剖宫产术。

出口狭窄多伴有中骨盆狭窄。出口是骨产道最低部位，应慎重选择分娩方式。出口横径<7 cm时，应测量后矢状径，即自出口横径的中心点至尾骨尖的距离。如横径与后矢状径之和>15 cm，胎儿头可通过，大都需作较大的会阴切开术，以免发生深度会阴撕裂。如二者之和<15 cm，则胎头不能通过，需剖宫或穿颅。

（5）骨盆三个平面狭窄的处理：若估计胎儿不大，胎位正常，头盆相称，宫缩好，可以试产，通常可通过胎头变形和极度俯屈，以胎头最小径线通过骨盆腔，可经阴道分娩。若胎儿较大，有明显头盆不称，胎儿不能通过产道，应尽早行剖宫产术。

（6）畸形骨盆的处理：根据畸形骨盆种类，狭窄程度，胎儿大小，产力等情况具体分析。若畸形严重，明显头盆不称者，应及时行剖宫产术。

（7）预防并发症及加强新生儿护理。

二、软产道异常

软产道异常也可引起难产，软产道包括子宫下段、宫颈、阴道及外阴。软产道异常所致的难产少见，容易被忽视。应于妊娠早期常规行双合诊检查，以了解外阴、阴道及宫颈情况，以及有无盆腔其他异常等，具有一定临床意义。

（一）外阴异常

有会阴坚韧、外阴水肿、外阴瘢痕等。

（二）阴道异常

有阴道横隔、阴道纵隔、阴道狭窄、阴道尖锐湿疣、阴道囊肿和肿瘤等。

（三）宫颈异常

有宫颈外口黏合、宫颈水肿、宫颈坚韧常见于高龄初产妇、宫颈瘢痕、宫颈癌、宫颈肌瘤、子宫畸形等。

（四）盆腔肿瘤

有子宫肌瘤或卵巢肿瘤等。

第四节　产力异常

一、疾病概要

产力是以子宫收缩力为主，子宫收缩力贯穿于分娩全过程。在分娩过程中，子宫收缩的节律性、对称性及极性不正常或强度、频率发生改变时，称子宫收缩力异常，简称产力异常。子宫收缩力异常临床上分为子宫收缩乏力和子宫收缩过强两类，每类又分为协调性子宫收缩和不协调性子宫收缩。

二、子宫收缩乏力

（一）护理评估

1.病史

有头盆不称或胎位异常；胎儿先露部下降受阻；子宫壁过度伸展；多数产妇子宫肌纤维变性；子宫发育不良或畸形；产妇精神紧张及过度疲劳；内分泌失调产妇体内雌激素、缩宫素、前列腺素、乙酰胆碱等分泌不足；过多应用镇静剂或麻醉剂等因素。

2.身心状况

（1）宫缩乏力：有原发性和继发性两种。原发性宫缩乏力是指产程开始就出现宫缩乏力，宫口不能如期扩张，胎先露部不能如期下降，导致产程延长；继发性宫缩乏力是指产程开始子宫收缩正常，只是在产程较晚阶段（多在活跃期后期或第二产程），子宫收缩转弱，产程进展缓慢甚至停滞。

协调性宫缩乏力（低张性宫缩乏力）：子宫收缩具有正常的节律性、对称性和极性，但收缩力弱，宫腔内压力低，表现为持续时间短，间歇期长且不规律，宫缩<2 次/10 分钟。此种宫缩乏力，多属继发性宫缩乏力。协调性宫缩乏力时由于宫腔内压力低，对胎儿影响不大。

不协调性宫缩乏力（高张性宫缩乏力）：子宫收缩的极性倒置，宫缩的兴奋点不是起自两侧宫角部，而是来自子宫下段的一处或多处冲动，子宫收缩波由下向上扩散，收缩波小而不规律，频率高，节律不协调；宫腔内压力虽高，但宫缩时宫底部不强，而是子宫下段强，宫缩间歇期子宫壁也不完全松弛，表现为子宫收缩不协调，宫缩不能使宫口扩张，不能使胎先露部下降，属无效宫缩。

（2）产程延长：通过肛查或阴道检查，发现宫缩乏力导致异常。

产程延长有以下七种。

①潜伏期延长：从临产规律宫缩开始至宫口扩张 3 cm 称潜伏期。初产妇潜伏期正常约需 8 小时，最大时限 16 小时，超过 16 小时称潜伏期延长。

②活跃期延长：从宫口扩张 3 cm 开始至宫口开全称活跃期。初产妇活跃期正常约需 4

小时，最大时限 8 小时，超过 8 小时称活跃期延长。

③活跃期停滞：进入活跃期后，宫口扩张无进展达 2 小时以上，称活跃期停滞。

④第二产程延长：第二产程初产妇超过 2 小时，经产妇超过 1 小时尚未分娩，称第二产程延长。

⑤第二产程停滞：第二产程达 1 小时胎头下降无进展，称第二产程停滞。

⑥胎头下降延缓：活跃期晚期至宫口扩张 9～10 cm，胎头下降速度每小时少于 1 cm，称胎头下降延缓。

⑦胎头下降停滞：活跃期晚期胎头停留在原处不下降达 1 小时以上，称胎头下降停滞。

以上七种产程进展异常，可以单独存在，也可以合并存在。当总产程超过 24 小时称滞产。

（3）对母儿影响。

对产妇的影响：由于产程延长产妇可出现疲乏无力，肠胀气，排尿困难等，影响子宫收缩，严重时可引起脱水，酸中毒，低钾血症；由于第二产程延长，可导致组织缺血，水肿，坏死，形成膀胱阴道瘘或尿道阴道瘘；胎膜早破以及多次肛查或阴道检查增加感染机会；产后宫缩乏力影响胎盘剥离，娩出和子宫壁的血窦关闭，容易引起产后出血。

对胎儿的影响：协调性宫缩乏力容易造成胎头在盆腔内旋转异常，使产程延长，增加产妇剖腹产机会，对胎儿不利。不协调性宫缩乏力，不能使子宫壁完全放松，对子宫胎盘循环影响大，胎儿在子宫内缺氧，容易发生胎儿窘迫。胎膜早破易造成脐带受压或脱垂，造成胎儿窘迫甚至胎死宫内。

（二）护理诊断

1.疼痛

腹痛与不协调性子宫收缩有关。

2.有感染的危险

与产程延长、胎膜破裂时间延长有关。

3.焦虑

与担心自身和胎儿健康有关。

4.潜在并发症

与胎儿窘迫，产后出血有关。

（三）护理目标

（1）疼痛减轻，焦虑减轻，情绪稳定。

（2）未发生软产道损伤、产后出血和胎儿缺氧。

（3）新生儿健康。

（四）护理措施

（1）首先配合医师寻找原因，估计不能经阴道分娩者遵医嘱做好剖宫产术准备。或阴道分娩过程中应做好助产的准备。

（2）估计能经阴道分娩者应实施以下护理措施。

加强产时监护，改善产妇全身状况加强产程观察，持续胎儿电子监护。第一产程应鼓励产妇多进食，必要时静脉补充营养；避免过多使用镇静药物，注意及时排空直肠和膀胱。

提供心理支持。

协助医师加强宫缩。协调性宫缩乏力应实施以下几方面措施。①人工破膜：宫口扩张 3 cm 或 3 cm 以上，无头盆不称，胎头已衔接者，可进行人工破膜。②缩宫素静脉滴注：适用于协调性宫缩乏力，宫口扩张 3 cm，胎心良好，胎位正常，头盆相称者。使用方法和注意事项如下：取缩宫素 2.5U 加入 5%葡萄糖液 500 mL 内，使每滴糖液含缩宫素 0.33 mU，从 4～5 滴/分即 12～15 mU/分，根据宫缩强弱进行调整，通常不超过 30～40 滴，维持宫缩为间歇时间 2～3 分钟，持续时间 40～60 秒。对于宫缩仍弱者，应考虑酌情增加缩宫素剂量。在使用缩宫素时，必须有专人守护，注意观察产程进展，监测宫缩、听胎心率及测量血压。

不协调性宫缩乏力应调节子宫收缩，恢复其极性。要点是：①给予产妇强镇静剂哌替啶 100 mg，或安定 10 mg 静脉推注，不协调性宫缩多能恢复为协调性宫缩。②在宫缩恢复为协调性之前，严禁应用缩宫素。③若经处理，不协调性宫缩未能得到纠正，或伴有胎儿窘迫征象，或伴有头盆不称，均应行剖宫产术。④若不协调性宫缩已被控制，但宫缩仍弱时，可用协调性宫缩乏力时加强宫缩的各种方法处理。

（3）预防产后出血及感染：破膜 12 小时以上应给予抗生素预防感染。当胎儿前肩娩出时，给予缩宫素 10～20 U 静脉滴注，使宫缩增强，促使胎盘剥离与娩出及子宫血窦关闭。

（4）详尽评估新生儿。

（五）护理教育

应对孕妇进行产前教育，使孕妇了解分娩是生理过程，增强其对分娩的信心。分娩前鼓励产妇多进食，必要时静脉补充营养；避免过多使用镇静药物，注意检查有无头盆不称等，均是预防宫缩乏力的有效措施；注意及时排空直肠和膀胱，必要时可行温肥皂水灌肠及导尿。

三、子宫收缩过强

（一）护理评估

1.协调性子宫收缩过强（急产）

子宫收缩的节律性、对称性和极性均正常，仅子宫收缩力过强、过频。若产道无阻力，宫口迅速开全，分娩在短时间内结束，总产程不足 3 小时，称为急产。经产妇多见。

对产妇及胎儿、新生儿的影响：宫缩过强、过频，产程过快，可致初产妇宫颈、阴道以及会阴撕裂伤；接产时来不及消毒可致产褥感染；胎儿娩出后子宫肌纤维缩复不良，易发生胎盘滞留或产后出血；宫缩过强、过频影响子宫胎盘血液循环，胎儿在宫内缺氧，易发生胎儿窘迫，新生儿窒息甚至死亡；胎儿娩出过快，胎头在产道内受到的压力突然解除，可致新生儿颅内出血；接产时来不及消毒，新生儿易发生感染；若坠地可致骨折、外伤。

2.不协调性子宫收缩过强

由于分娩发生梗阻或不适当地应用缩宫素，粗暴地进行阴道内操作或胎盘早剥血液浸润子宫肌层等因素造成。引起宫颈内口以上部分的子宫肌层出现强直性痉挛性收缩，宫缩间歇期短或无间歇。产妇烦躁不安，持续性腹痛，拒按。胎位触及不清，胎心听不清。有时可出现病理缩复环，血尿等先兆子宫破裂征象。子宫壁局部肌肉呈痉挛性不协调性收缩形成的环状狭窄，持续不放松，称子宫痉挛性狭窄环。狭窄环可发生在宫颈或宫体的任何部分，多在子宫上下段交界处，也可在胎体某一狭窄部，以胎颈、胎腰处常见。

（二）护理措施

（1）有急产史的孕妇，在预产期前 1～2 周不应外出远走，以免发生意外，有条件应提前住院待产。临产后不应灌肠，提前做好接产及抢救新生儿窒息的准备。胎儿娩出时，勿使产妇向下屏气。若急产来不及消毒及新生儿坠地者，新生儿应肌注维生素 K_1 10mg 预防颅内出血，并尽早肌注精制破伤风抗毒素 1500 U。产后仔细检查软产道，若有撕裂应及时缝合。若属未消毒的接产，应给予抗生素预防感染。

（2）确诊为强直性宫缩，应及时给予宫缩抑制剂，如 25%硫酸镁 20 mL 加入 5%葡萄糖液 20 mL 内缓慢静脉推注（不少于 5 分钟）。若属梗阻性原因，应立即行剖宫产术。若仍不能缓解强直性宫缩，应行剖宫产术。

（3）子宫痉挛性狭窄环，应认真寻找导致子宫痉挛性狭窄环的原因，及时纠正，停止一切刺激，如禁止阴道内操作，停用缩宫素等。若无胎儿窘迫征象，则给予镇静剂，也可给予宫缩抑制剂，一般可消除异常宫缩。

（4）经上述处理，子宫痉挛性狭窄环不能缓解，宫口未开全，胎先露部高，或伴有胎儿窘迫征象，均应立即行剖宫产术。若胎死宫内，宫口已开全，可行乙醚麻醉，经阴道分娩。

第五节　胎盘早剥

妊娠 20 周后或分娩期，正常位置的胎盘在胎儿娩出前部分或全部从子宫壁剥离，称为胎盘早期剥离。胎盘早剥是妊娠晚期的一种严重并发症，往往起病急，进展快，如处理不及时，可威胁母儿生命。

一、类型

胎盘早剥的主要病理变化是宫底蜕膜出血，形成胎盘后血肿，致胎盘由附着处剥离，有以下三种类型。

（一）显性出血

胎盘剥离后形成血肿，血液冲开胎盘边缘，沿胎膜与子宫壁之间向子宫颈口外流出，即显性出血或外出血。

（二）隐性出血

胎盘边缘与子宫壁未因血肿而分离，使血流积聚于胎盘与子宫壁之间，形成胎盘后血肿，即隐性出血或内出血。内出血逐渐增多，压力也逐渐增大，而使血液浸入子宫肌层，引起肌纤维分离、断裂、变性，血液浸入子宫肌层时，子宫表面呈紫蓝色，称为子宫胎盘卒中。有时出血穿破羊膜溢入羊水中，形成血性羊水。

（三）混合性出血

隐性出血的血液冲破胎盘边缘，部分流向子宫颈口外，即隐性出血与显性出血同时存在，称为混合性出血。

二、临床表现、诊断及鉴别诊断

（一）临床表现

典型症状是妊娠晚期突然发生的持续性腹痛和阴道流血。由于胎盘剥离面积的大小和出血情况的不同，患者的临床表现也有轻重差异。

1.轻型

以外出血为主，胎盘剥离面积一般不超过 1/3，多见于分娩期。主要症状为阴道流血，流血量较多，色暗红，贫血程度与外出血量成正比，可伴有轻度腹痛。腹部检查：子宫软，压痛不明显或较轻，子宫大小与妊娠月份相符，胎位、胎心清楚，出血多时胎心率可有改变。产后检查胎盘，可见母体面有凝血块及压迹。

2.重型

以内出血为主，胎盘剥离面积超过 1/3，多发生于妊娠晚期。主要症状为突然发生的持续性腹痛，阴道无流血或少量流血，贫血程度与外出血量不成比例。严重时出现休克。腹部检查：子宫触诊硬如板状，有压痛，尤以胎盘附着处最明显，子宫底较前升高，胎位、胎心不清，胎儿多因严重宫内窘迫而死亡。

（二）诊断

重型胎盘早剥根据病史及临床表现即可确诊。对临床表现不典型的患者，可作 B 型超声检查以助诊断。

（三）鉴别诊断

重型胎盘早剥应与先兆子宫破裂鉴别，轻型胎盘早剥应与前置胎盘鉴别。

三、处理

（一）纠正休克

迅速补充血容量是纠正休克的关键。尽量输新鲜血液，同时注意保暖、吸氧、取平卧位、改善患者状况。

（二）及时终止妊娠

一旦确诊，应尽快终止妊娠。因胎儿娩出前，子宫不能充分收缩，胎盘继续剥离，出血难以控制，时间越久，并发症越多。终止妊娠方式有以下两种方式。

1.经阴道分娩

适用于轻型患者，一般情况较好，宫口已开大，估计在短期内能经阴道分娩者。先行人工破膜，后用腹带包裹腹部，严密观察阴道流血量、血压、脉搏、宫底高度、宫体压痛及胎心率的变化，必要时可静脉滴注缩宫素加强宫缩。待宫口开全，阴道手术助产；若胎儿已死亡行毁胎术。

2.剖宫产

适用于重型患者，出血多，尤其是初产妇，不能在短期内分娩者，破膜后产程无进展，病情恶化，不管胎儿是否存亡，均应及时行剖宫产术。

（三）并发症的防治

分娩后及时用缩宫素，以防止产后出血；严密观察病情，及早发现弥散性血管内凝血以便及时处理；缩短休克时间，补充血容量，防止急性肾衰竭；纠正贫血，应用抗生素，预防产褥感染。

四、评估要点

（一）一般情况

询问孕妇有无外伤史，有无妊娠期高血压疾病、慢性高血压、慢性肾脏病及血管性疾病等病史。

（二）专科情况

（1）评估孕妇阴道流血的量、颜色；是否伴有腹痛，腹痛的性质、持续时间、严重程度；是否伴有恶心、呕吐。

（2）评估孕妇贫血的程度，与外出血是否相符。腹部检查：子宫的质地，有无压痛，压痛的部位、程度，子宫大小与妊娠周数是否相符，胎心音是否正常，胎位情况等。观察是否有面色苍白、出冷汗、血压下降等休克体征。

（三）实验室及其他检查

（1）B 超检查胎盘与子宫之间有无液性暗区。

（2）血常规检查了解孕妇的贫血程度。血小板计数、凝血时间、凝血酶原时间、纤维蛋白原测定和 3P 试验等，了解孕妇的凝血功能。

（四）心理-社会评估

评估时应了解孕妇及家属的心理状态，对大出血的情绪反应，有无恐惧心理，支持系统是否有力。

五、护理诊断

（一）潜在并发症

潜在并发症与出血、凝血功能障碍，肾衰竭等有关。

（二）胎儿有受伤的危险

胎儿受伤与大出血有关。

（三）恐惧

恐惧与大出血、担心胎儿及自身安危有关。

六、护理措施

（一）绝对卧床休息

建议取左侧卧位，定时间断吸氧，加强会阴护理。

（二）心理护理

允许孕产妇及家属表达心理感受，并给予心理方面的支持，讲解有关疾病的知识，解除由出血而引起的恐惧，以期配合治疗。

（三）病情观察

（1）严密监测生命体征并及时记录。

（2）观察阴道流血量、腹痛情况及伴随症状，重点注意宫底高度、子宫压痛、子宫壁的紧张度及在宫缩间歇期能否松弛。

（3）监测胎心、胎动，观察产程进展。

（4）疑有胎盘早剥，或破膜时见有血性羊水，应密切观察胎心、胎动情况，观察宫底高度，密切注意观察生命体征。

（5）在积极抗休克治疗的同时，配合做必要的辅助检查。

（四）手术准备

一经确诊为胎盘早剥，立即配合做好阴道分娩或即刻手术的准备工作，积极准备新生儿抢救器材。

（五）治疗配合

确诊胎盘早剥后，应密切观察凝血功能，以防 DIC 的发生。及时足量地输入新鲜血液，补充血容量和凝血因子，根据医嘱给予纤维蛋白原、肝素或抗纤溶剂等药物治疗。

（六）尿量观察

重症胎盘早剥应观察尿量，防止肾衰竭，注意尿色，警惕 DIC 的发生。若出现少尿或无尿症状时，应考虑肾衰竭的可能。

（七）术后护理

分娩过程中及胎盘娩出后立即给予子宫收缩药物，防止产后出血。产后仍应注意观察产妇生命体征和阴道流血量，若流出的血液不凝固，应考虑 DIC。

七、急救措施

（1）重型胎盘早剥患者可突然出现持续性腹痛、腰酸或腰背痛，以及面色苍白、四肢湿冷、脉细数、血压下降等休克症状，并伴恶心、呕吐。腹部检查可见：子宫硬如板状，宫缩间歇不松弛，胎位不清，胎心消失。此时应积极开放静脉通道，迅速补充血容量，改善血液循环。最好输新鲜血液，既可补充血容量又能补充凝血因子。并及时给孕妇吸氧。

（2）一旦确诊为重型胎盘早剥应及时终止妊娠，根据孕妇病情及胎儿状况决定终止妊娠的方式。①阴道分娩：适于以外出血为主，Ⅰ度胎盘早剥，患者一般情况良好，宫口已扩张，估计短时间内能结束分娩者。护士应立即备好接产用物，密切观察胎心及产程进展情况。②剖宫产：适于Ⅱ度胎盘早剥，特别是初产妇，不能在短时间内结束分娩者；Ⅰ度胎盘早剥，出现胎儿窘迫征象，需抢救胎儿者；Ⅲ度胎盘早剥，产妇病情恶化，胎儿已死，不能立即分娩者；破膜后产程无进展者。要求护士在输血、输液的同时，迅速做好术前准备，配血备用。

（3）并发症的处理。①如患者阴道出血不止，且不凝血，考虑为凝血功能障碍，遵医嘱补充凝血因子，应用肝素及抗纤溶药物。②肾衰竭：若尿量<30 mL/h，应及时补充血容量，若血容量已补足而尿量<17 mL/h，可给予甘露醇或呋塞米。出现尿毒症时，应及时行透析治疗挽救孕妇生命。③产后出血：胎儿娩出后立即给予子宫收缩药物，如缩宫素、麦角新碱等；胎儿娩出后行人工剥离胎盘、持续子宫按摩等。若仍有不能控制的子宫出血，或血不凝、凝血块较软，应快速输入新鲜血，同时进行子宫次全切除术。

八、健康教育

（1）妊娠期定期产前检查，积极防治妊娠期高血压疾病、慢性高血压、慢性肾脏疾病等。

（2）妊娠晚期或分娩期，应鼓励孕妇适量活动，睡眠时取左侧卧位，避免长时间仰卧，避免腹部外伤。

（3）指导产妇出院后注意休息，加强营养，多进食富含铁的食物如瘦肉、动物内脏、豆类等，纠正贫血，增强抵抗力。

（4）死产者及时给予退乳措施，遵医嘱给予大剂量雌激素口服，叮嘱患者少进汤汁等。

第六章　新生儿科护理

第一节　新生儿呼吸窘迫综合征

新生儿呼吸窘迫综合征（NRDS）又称新生儿肺透明膜病（HMD），多发生于早产儿，胎龄越小，发病率越高。因肺表面活性物质不足导致进行性肺不张。其病理特征为肺泡壁至终末细支气管壁上附有嗜伊红透明膜。临床表现为出生后不久即出现进行性呼吸困难、青紫、呼气性呻吟、吸气性三凹征和呼吸衰竭。

一、病因

本病主要是由于缺乏肺表面活性物质（PS）引起的，PS 是由肺泡Ⅱ型上皮细胞产生，此物质在胎龄 18～20 周开始产生，此后缓慢增加，在早产、缺氧、剖宫产、糖尿病母亲婴儿和肺部严重感染情况下，肺泡表面活性物质的生成受到影响，本病发病率会增高。

二、临床表现

出生时多正常，也无窒息，症状多于出生后 6 小时内出现，主要见于早产儿，表现为呼吸急促，呼吸频率 60 次/分以上，烦躁不安，心率先快后慢，心音由强转弱，胸骨左缘可听到收缩期杂音，呼气性呻吟，吸气时三凹征，呼吸困难与青紫呈进行性加重，继而出现呼吸不规则、呼吸暂停、青紫、呼吸衰竭。患儿面色青灰或灰白，胸廓开始时较隆起，后因肺不张而渐下陷，两肺呼吸音大多减低，深吸气时于肺底部可听到少许细湿啰音，因心肌缺氧可出现心功能不全及周围循环不良的表现，体温常不升，四肢肌张力低下。

三、辅助检查

（一）血气分析

PaO_2 降低而 $PaCO_2$ 增高，pH 减低，剩余碱减少。

（二）泡沫试验

取新生儿胃液 1 mL 加 95%乙醇 1 mL 混合后振荡 15 s，静置 15 分钟后，观察泡沫形成情况，沿壁管有多层泡沫可除外 HDM，无泡沫可考虑本病。其原理为 PS 有利于泡沫的形成和稳定，而乙醇则起抑制作用。

（三）肺部 X 线检查

早期两肺有细小颗粒阴影，最后两肺均不透明变白，伴有黑色“支气管充气征”。X 线检查应在用正压呼吸前进行，否则萎陷不久的肺泡可以重新张开使 X 线胸片无阳性表现。

（四）肺成熟度测定

出生前抽取羊水或患儿气管吸引物测定卵磷脂与鞘磷脂的比值（L/S）>2 提示“肺成熟”，1.5～2 提示可疑、<1.5 提示“肺未成熟”；其他磷脂成分的测定也有助于诊断。

四、诊断

（1）病史：早产儿出生后进行性呼吸困难。

（2）X 线变化：Ⅰ级和Ⅱ级为早期，Ⅲ级和Ⅳ级病情重。

（3）均需进行机械通气，并按常规选择参数，机械通气 1 小时动脉肺泡氧分压比值<0.22。

五、治疗要点

（一）纠正缺氧

根据患儿的病情，给予头罩吸氧、鼻塞持续气道正压呼吸（CPAP）、气管插管做机械辅助呼吸。

（二）纠正酸中毒和水、电解质紊乱

呼吸性酸中毒以改善通气为主，代谢性酸中毒常用 5%碳酸氢钠治疗，剂量根据酸中毒情况而定。

（三）使用表面活性物质替代治疗

目前临床常用的表面活性物质有三种：天然制剂、人工制剂和混合制剂。从孕妇羊水中或牛、猪肺灌洗液中提取的天然制剂，效果较好，使用时先将制剂溶于灭菌注射用水中，然后从气管中滴入。

（四）支持治疗、保持气道畅通

保证能量及营养和水分的摄入。

（五）防止肺部感染

应用青霉素或头孢菌素等抗生素预防和治疗肺部感染。

六、护理

（一）护理评估

（1）评估患儿意识及精神状况，为患儿进行生命体征、体重的测量，了解患儿家属对疾病的认知情况。

（2）询问患儿的既往史：了解其母亲孕期健康状况、分娩方式、患儿出生后有无窒息史、胎龄及出生体重、是否肌内注射过维生素 K_1 等。

（3）评估患儿大小便情况及皮肤完整性等。

（4）评估患儿的病情：评估患儿肌张力、有无呼吸困难、口周发绀、面色发青、吐沫、呻吟及精神状态等。

（5）了解患儿的相关检查及结果，主要用于诊断的实验室检查，包括：血常规、血生化、血气分析、X 线等。

（6）心理-社会状况：了解患儿家属对患儿疾病拟采取的治疗方法、对治疗及可能导致并发症的认知程度、家庭经济承受能力，以提供相应的心理支持。

（二）护理措施

1.一般护理

（1）休息：保持病房安静、减少噪声，一切必要的治疗、护理操作集中进行，动作要轻、稳、准，尽量减少对患儿的移动和刺激，静脉穿刺最好采用留置针，减少反复穿刺次数。室内温度维持在 23～25℃，温度维持在 50%～60%，病房阳光充足，定时通风。

（2）喂养：根据患儿的每日所需热量计算奶量，以保证机体营养所需。不能吸乳吞咽者可使用鼻饲法或静脉营养液，并注意定时为患儿进行口腔护理。

（3）气管插管内滴入表面活性物质头稍后仰，使气道伸直，吸净气道分泌物，抽取药液，从气管插管中进行弹丸式给药（患儿分别取左侧、右侧、平卧卧位），然后用复苏囊加压给氧，使药液迅速弥散。用药后4～6小时内禁止气道内吸引。

（4）保持呼吸道通畅：密切观察患儿血氧饱和度，适时吸痰，每次吸痰不超过15秒，吸痰会造成患儿的暂时缺氧，使其血氧饱和度降低，因此每次吸痰前后均应用呼吸机或复苏气囊辅助通气，以提高血氧饱和度。痰液黏稠时，应先给予以雾化吸入，并配合翻身、拍背来降低痰液黏稠性，促进痰液稀释，使痰液易于吸出。

（5）预防感染：严格执行消毒隔离制度，接触患儿前后用流动水洗手，物品做到专人专用，防止交叉感染，保持病房内温度，湿度适宜，定时开窗通风。暖箱内的患儿，注意暖箱的定期清洁和消毒。

2.病情观察

严密观察患儿生命体征的情况并随时掌握患儿病情变化，定时监测血压，避免低灌注，双肺通气音、胸廓运动是否对称，并做好各项护理记录。由于使用表面活性物质，肺血管阻力迅速降低及肺血流增加氧分压和血氧饱和度迅速提高，需根据病情进展不断调整呼吸机参数，防止发生肺出血、氧中毒等并发症。

3.用药护理

（1）纠正酸中毒：5%碳酸氢钠，每次2～3 mL/kg，以纠正酸中毒。

（2）预防感染：熟悉药物性质、剂量、用法、按医嘱准确配制药液，及时、足量应用。用药后观察患儿有无发热、寒战等不良反应。

（3）使用表面活性物质：①要保持呼吸道通畅，用药前吸痰，用药6小时后才能再次吸痰。②病情缓解后注意调节呼吸机参数。③预防慢性肺损伤的并发症。

4.心理护理

患儿家属均有恐惧、无助、失望等不良情绪，因此一定要做好向家属解释和知情同意工作，取得患儿家属的理解与信任。耐心解答患儿家属关于患儿病情的疑问，减轻家属的恐惧和焦虑。

5.健康教育

（1）维持患儿正常体温在 36～37.2℃；室温在 23～25℃；夏季可将空调温度设定在 28℃。冬季可使用加湿器，保证室内湿度达到 50%～60%。每日测量体温 1～2 次，测量时间为 5 分钟，测量部位为患儿腋下或肩胛后，请勿在患儿吃奶后、哭闹后或将患儿抱在怀里测量体温，以减少误差。冬季注意保暖。

（2）注意患儿吃奶、大小便和睡眠情况，减少人员探望，接触患儿前后均用流动水洗手，避免交叉感染。

（3）指导患儿家属给予患儿喂养时，患儿出现呛咳或发绀时，要暂停进食，排除气管内异物。观察患儿面色及呼吸，待症状缓解后，可继续进食，喂奶结束后给予患儿轻拍背部，减少呕吐的情况。

（4）每日可给患儿沐浴，室温 26～28℃，水温 39～41℃，沐浴前将患儿的双耳反折以防止洗澡水进入双耳引起中耳炎，沐浴结束后将患儿全身涂抹润肤油并给予抚触按摩。

（5）新生儿由于身体功能尚未发育完善，因此出院后随时观察患儿的精神反应、面色、呼吸，如有异常及时就诊。

（6）做好对家属的健康指导工作，介绍相关的医学知识，减轻家属的恐惧心理，取得家属理解和配合，定期随访。

第二节　新生儿窒息

新生儿窒息是指由于产前、产时或产后的各种病因，使胎儿缺氧而发生宫内窘迫或娩出过程中引起的呼吸、循环及中枢神经等系统的抑制，导致新生儿出生后 1 分钟内无自主呼吸或未能建立规律呼吸，以低氧血症、高碳酸血症和酸中毒为主要病理生理改变的疾病。它是新生儿最常见的疾病，也是引起伤残和死亡的主要原因之一。需争分夺秒地抢救、护理。

一、病因

造成胎儿或新生儿血氧浓度降低的任何因素都可引起窒息。病因包括妊娠期、分娩期和胎儿本身的因素。尤以产程开始后为多见。

（一）孕母因素

（1）母亲全身疾病：产妇糖尿病，感染心、肺、肾疾病等。

（2）产科疾病：妊娠期高血压疾病、前置胎盘等。

（3）孕母吸毒、吸烟等。

（4）母亲年龄>35 岁或<16 岁，多胎妊娠等。

（二）分娩因素

（1）脐带受压、打结、绕颈。

（2）剖腹产如高位产钳、臀牵引术等。

（3）产程中药物使用不当（如麻醉、镇痛剂、催产药）等。

（三）胎儿因素

（1）早产儿、小于胎龄儿、巨大儿等。

（2）畸形：呼吸道畸形、先天性心脏病等。

（3）羊水或胎粪吸入致使呼吸道阻塞。

（4）宫内感染所致神经系统受损等。

二、临床表现

（一）心血管系统

轻症时有心脏传导系统及心肌损害；严重者出现心源性休克、心力衰竭等。

（二）呼吸系统

易发生羊水或胎粪吸入综合征、肺出血和持续肺动脉高压。低体重儿常见肺透明膜病及呼吸暂停等。

（三）泌尿系统

较多见，急性肾衰竭时有少尿、蛋白尿、血尿素氮增高；肾静脉栓塞时可见血尿。

（四）中枢神经系统

缺氧缺血性脑病、颅内出血。

（五）代谢方面

酸中毒、低血糖或高血糖、低钠血症、低钙血症。

（六）消化系统

应激性溃疡、坏死性小肠结肠炎、高胆红素血症等。

三、辅助检查

实验室检查：动脉血气分析，根据病情需要可选择性监测血糖、电解质、血尿素氨及肌酐。血气分析可显示呼吸性酸中毒或代谢性酸中毒。当血气 pH≤7.25 时提示胎儿有严重缺氧，需要立即实施抢救措施。

四、诊断

（1）有导致窒息的高危因素。

（2）出生时有严重的呼吸抑制，出生后 1 分钟仍不能建立有效自主呼吸且 Apgar 评分≤7 分；包括持续至出生后 5 分钟仍未建立有效自主呼吸且 Apgar 评分≤7 分或出生时 Apgar 评分不低，但出生后 5 分钟降至≤7 分者。

（3）脐动脉血气分析 pH<7.15。

（4）其他引起 Apgar 评分降低的原因，如呼吸、循环、中枢神经系统先天性畸形，神经肌肉病，胎儿水肿、失血性休克，产妇产程中使用大剂量麻醉镇痛剂等引起胎儿被动药物中毒。

以上第（2）～（4）条为必备指标，第一条为参考指标。

五、分度标准

（1）轻度窒息：无缺氧缺血性脏器损伤。

（2）重度窒息：有缺氧缺血性脏器损伤。

六、治疗要点

ABCDE 复苏原则下，分为以下四步：①快速评估和初步复苏。②正压通气和血氧饱和度检测。③气管插管正压通气和胸外按压。④药物和（或）扩容。

（一）最初复苏步骤

1.保暖

婴儿娩出后即置于远红外或其他方法预热的保暖台上。

2.减少散热

温热干毛巾揩干头部及全身，减少散热。

3.摆好体位

肩部以布卷垫高 2～2.5 cm，使头部轻微伸仰（鼻吸气位）。

4.吸引

胎儿在娩出后立即吸净口、咽、鼻黏液，先吸口腔，再吸鼻腔黏液，吸引时间不超过 10 秒，吸引器压力控制在 13.3 kPa 以内，过度用力可导致喉痉挛和迷走神经性心动过缓并使自主呼吸出现延迟。

5.触觉刺激

婴儿经上述处理后仍无呼吸，可采用拍打足底两次和摩擦婴儿背部来促使呼吸出现。以上五个步骤要求胎儿在出生后 20 秒内完成。

（二）通气复苏步骤

婴儿经触觉刺激后，如出现正常呼吸，心率>100 次/分，肤色红润或仅手足青紫者可先观察。如无自主呼吸、喘息和（或）心率<100 次/分，应立即用复苏器加压给氧；15～30 秒后心率如>100 次/分，出现自主呼吸者可予以观察；心率在<100 次/分，有增快趋势者宜继续复苏器加压给氧；如心率不增快或<60 次/分者，气管插管正压通气同时加胸外按压心脏，并给予 1∶10000 肾上腺素静脉或气管内给药；如心率仍<100 次/分，可根据病情酌情纠酸、扩容，有休克症状者可给多巴胺或多巴酚丁胺。

（三）复苏后观察监护

监护主要内容为体温、呼吸、心率、血压、尿量、肤色和窒息所导致的神经系统症状；注意酸碱失衡、电解质紊乱、大小便异常、感染和喂养困难等早期并发症问题。

七、护理

（一）护理评估

（1）评估患儿意识及精神状况，为患儿进行生命体征、体重的测量，了解患儿家属对疾病的认知情况。

（2）询问患儿的既往史，了解其母亲孕期健康状况、分娩方式以及患儿生后窒息程度，患儿胎龄及出生体重、是否肌内注射过维生素 K_1 等。

（3）评估患儿大小便情况及皮肤完整性等。

（4）评估患儿的病情：①根据 Apgar 评分评估患儿的窒息程度，询问患儿复苏前的评估，包括患儿的胎龄、肌张力、羊水、呼吸情况、面色、精神状态等。②观察患儿口周有无发绀、面色青紫、吐沫、呻吟等。

（5）了解患儿的相关检查及结果，主要用于诊断的实验室检查，包括：血常规、血生化、血气分析、X 线等。

（6）心理-社会状况：了解患儿家属对患儿疾病拟采取的治疗方法，对治疗及可能导致并发症的认知程度，家庭经济承受能力，以提供相应的心理支持。

（二）护理措施

1.一般护理

（1）休息：保持病房安静，减少噪声，一切必要的治疗、护理操作集中进行，动作要轻、稳、准，尽量减少对患儿移动和刺激，静脉穿刺最好用留置针，减少反复穿刺次数。室内温度应控制在 25～26℃，相对湿度保持在 55%～65%。

（2）吸氧：要根据患儿的不同情况，采取不同的给氧方法，在吸氧期间，注意观察患儿的呼吸、面色和血氧饱和度的变化。

（3）合理喂养：一般重度窒息的患儿常规禁食 8～12 小时后开奶。因为窒息可累及心、脑、肾等器官，并造成消化、代谢等多系统损害。过早喂养可加重胃肠道损害，诱发消化道溃疡和出血。喂养时患儿头高足低，喂完后轻拍背部以减轻溢奶和呛咳。病情稳定者可以母乳喂养，由于疾病本身和患儿自身情况不能直接喂养者，可以选择鼻饲法。

（4）预防感染：严格遵守无菌操作原则，每次接触患儿前后要洗手，保持病房内环境干净整洁。

2.观察病情

（1）患儿出生后体温不升者（体温<35℃）每小时监测体温，同时密切观察呼吸、心率、面色、肤色、精神反应、哭声和肌张力的变化。

（2）监测血糖避免血糖异常，低血糖者可先静脉推注 10%葡萄糖（无惊厥者 2 mL/kg，有惊厥者 4 mL/kg，早产儿 2 mL/kg），速度为 1 mL/min 静脉推注，血糖正常 24 小时后可逐渐减慢输液速度，直至停用。

（3）用药护理：根据患儿的检查结果用药。①如发现酸中毒给予患儿 5%碳酸氢钠，每次 2～3 mL/kg 以纠正酸中毒。②有脑水肿时注意限制液量，给予呋塞米或 20%甘露醇等脱水剂，应用脱水剂会导致患儿水、电解质紊乱，尤其是大剂量或长期应用时，如直立性低血压、休克、低钾血症、低氯血症、低氯性碱中毒、低钠血症、低钙血症及心律失常等。应定时监测血生化值，注意患儿尿量，记录 24 小时出入量，监测体重，与医师做好沟通。

（4）心理护理：做好对家属的解释和知情同意工作，取得患儿家属的理解与信任。耐心解答患儿家属关于患儿病情的疑问，减轻家属的恐惧和焦虑。告知患儿家属，尤其是母亲，在患儿住院期间保证乳汁分泌的方法。

（5）健康教育：①维持患儿正常的体温在 36～37.2℃，室温在 22～24℃；夏季可将空调温度设定在 28℃，冬季尽量使室内湿度达到 50%～60%。②每日测量体温 1～2 次，勿在患儿吃奶后及哭闹后测量体温，以减少误差。冬季注意保暖。③皮肤护理，每日可给患儿沐浴，室温为 26～28℃，水温为 39～41℃，沐浴前将患儿的双耳反折以防止水进入双耳引起中耳炎。④新生儿由于身体功能尚未发育完善，因此出院后应随时观察患儿的精神反应、面色、呼吸，如有异常及时就诊。⑤注意患儿大小便和睡眠情况，减少人员探望，避免交叉感染。⑥指导家属给予患儿正确喂养方法，避免出现呛咳。坚持定期随访。

第三节　新生儿湿肺

新生儿湿肺又称新生儿暂时性呼吸困难或第Ⅱ型呼吸窘迫综合征，是因肺内液体积聚和清除延迟引起的轻度自限性呼吸系统疾病。新生儿出生后均有一过性的肺内液体积聚，绝大多数无临床症状，极少数可出现呼吸增快，可伴唇周青紫、呻吟，一般在 2～5 天内消失，是一种自限性疾病，多见于足月儿或足月剖宫产儿。

一、病因

胎儿出生前肺泡内有一定量液体（约 30 mL/kg 的肺液），可防止出生前肺泡的黏着，又含有一定量表面活性物质，出生后使肺泡易于扩张。当胎儿通过产道时胸部会受到 9.31 kPa（95 cmH_2O）的压力，有 20～40 mL 肺泡液会经气管排出，而剩余的液体移至肺间质，再由肺内淋巴管及静脉血管转运清除，其中主要是淋巴管的转运。当毛细血管和（或）淋巴管的泵压降低，静水压增高，肺泡或间质的渗透压增加，静水压降低时均将阻碍肺液的吸收与分布。

胎儿肺内液量近足月时增加，故新生儿湿肺多见于足月儿，此外低蛋白血症或高血容量时肺液吸收也可延迟。肺液的吸收与儿茶酚胺有关，当无阵痛的剖宫产时，胎儿血中儿茶酚胺低，白蛋白低，肺液吸收延迟，也易发生新生儿湿肺。

二、临床表现

（1）病史中可有宫内窘迫或出生窒息史，多见于足月儿或足月剖宫产或臀位产，出生时呼吸大多是正常的，2～5 小时后出现呼吸急促。

（2）如出生时发生窒息，复苏后即会出现呼吸急促，呼吸频率 60～80 次/分以上，有时可达 100 次/分以上，并伴有唇周青紫，但反应正常，哭声响，吃奶不受影响。

（3）新生儿湿肺可分为临床型和无症状型，后者仅 X 线有湿肺征。症状较重者，可出现青紫明显，精神反应差，呻吟，不吃不哭，体温正常，肺部呼吸音减低或出现粗湿啰音。

（4）轻症患儿血气分析 pH、PaO_2、和 BE 一般都在正常范围内，重症可出现呼吸性酸中毒、代谢性酸中毒、轻度低氧血症、高碳酸血症。本症预后良好，病程短者 5～6 小时或 1 天后呼吸正常，长者 4～5 天可恢复。

三、辅助检查

（1）轻者血气分析多在正常范围，较重者可出现呼吸性和代谢性酸中毒。

（2）X 线检查肺部病变广泛多样，但吸收快，大部分在 4 天内消失。①肺泡积液症：两肺野有密度淡而均匀的斑片状阴影，可融合成片或成结节状。②肺气肿：由部分肺泡呈代偿性膨胀所致。③肺间质积液：可见血管和细支气管周围增宽的条状阴影。④叶间和（或）胸腔积液：多为右侧叶间胸膜腔积液。⑤肺纹理增多和增粗：因间质液的增加，使淋巴管和静脉的转运量增加，造成淋巴管和静脉扩张。

四、诊断

依据临床表现、检查即可做出诊断。

五、治疗要点

本病为自限性疾病，因此其治疗原则为：对症治疗，预防并发症。

（1）当患儿出现呼吸急促和唇周青紫时需给予氧气吸入，但注意要间歇给氧，不主张用持续正压呼吸，以免加重肺气肿。如果新生儿还不能吃奶，可给予静脉滴注 10%葡萄糖液 60～80 mL/（kg・d）。

（2）当患儿出现代谢性酸中毒时可加用 5%碳酸氢钠，一次给予 2～3 mL/kg 静脉滴注，必要时可重复，以及时纠正酸中毒。

（3）患儿两肺湿啰音多时可用呋塞米 1 mg/kg，并注意纠正心力衰竭。

（4）静脉滴注地塞米松，以减轻肺水肿。

（5）患儿病程超过两天者可用抗生素防止继发感染。

六、护理

（一）护理评估

（1）评估患儿意识及精神状况，为患儿进行生命体征、体重的测量，了解患儿家属对疾病的认知情况。

（2）询问患儿的既往史，了解其母亲孕期健康状况，分娩方式以及患儿出生后有无窒息及羊水污染，患儿胎龄及出生体重、是否肌内注射过维生素 K_1 等。

（3）评估患儿大小便情况及皮肤完整性等。

（4）评估患儿的病情：观察患儿的反应情况，注意有无体温不升、唇周青紫、拒乳、吐沫、呼吸困难、气促等呼吸节律改变，听诊双肺呼吸音有无改变。

（5）了解患儿的相关检查及结果，主要用于诊断的实验室检查，包括血常规、血生化、血气分析、X 线等

（6）心理-社会状况：了解患儿家属对患儿疾病拟采取的治疗方法、对治疗及可能导致并发症的认知程度、家庭经济承受能力，以提供相应的心理支持。

（二）护理措施

1.一般护理

（1）休息：保持病房安静，减少噪声，一切必要的治疗、护理操作集中进行，动作要轻、稳、准，尽量减少对患儿的移动和刺激，静脉穿刺最好采用留置针，减少反复穿刺次数。保持适宜的温度和湿度，室温维持在 23～25℃，湿度以 50%～60%为宜。早产儿和体温不升者，可置于暖箱内保暖，减少机体耗氧量。

（2）保持呼吸道通畅：给予患儿采取头高侧卧位，及时清除呼吸道分泌物，分泌物黏稠不易吸出者，可先行雾化吸入，每次 15～20 分钟，雾化吸入后拍背吸痰，吸痰时要先吸口腔内分泌物，再吸引鼻腔内分泌物，以免患儿在喘息和哭闹时将分泌物吸入肺部，吸痰时要注意观察分泌物的量、黏稠度以及颜色，患儿面色及吸痰前后呼吸音的变化。

（3）给氧：新生儿湿肺患儿肺泡液过多，影响气体交换，给予患儿行经皮血氧饱和度监测，若不能维持在 90%以上，可给予鼻旁吸氧，并随时观察患儿病情，及时停氧。

（4）合理喂养：对于呼吸困难，经口喂养出现频繁呕吐者，因热量摄入不足，影响病情恢复，可给予患儿鼻饲喂养，根据患儿情况可逐步过渡至经口喂养。鼻饲喂养时，应注意进行口腔护理。

（5）预防感染：严格执行消毒隔离制度，接触患儿前后用流动水洗手，物品做到专人专用，防止交叉感染，保持病房内温度、湿度适宜，定时开窗通风。对于住暖箱内的患儿，注意暖箱的定期清洁和消毒。

2.密切观察病情变化

给予患儿心电监护，动态监测生命体征和血氧饱和度，观察患儿有无口唇发绀、呻吟、烦躁及肺部啰音等，及时查血气分析、X线、血电解质和血糖变化等。

3.用药护理

根据患儿的检查结果用药。

（1）酸中毒：给予患儿5%碳酸氢钠，每次2～3 mL/kg，以纠正酸中毒。

（2）合并感染：严格执行医嘱，准确输注抗生素。使用前行药物过敏试验，实验阳性者禁用。使用后注意有无皮疹、寒战等不良反应。

（3）低血糖：如果患儿过小且不能进食，应预防低血糖，可给予静脉滴注10%葡萄糖液60～80 mL/（kg·d）。

4.心理护理

对于患儿家属的恐惧、无助、失望等不良情绪，一定要做好对家属的解释和知情同意工作，取得患儿家属的理解与信任。耐心解答患儿家属关于患儿病情的疑问，减轻家属的恐惧和焦虑。

5.健康教育

（1）指导患儿家属喂养，患儿出现呛咳或口唇发绀时，要暂停进食，观察患儿面色及呼吸，待症状缓解后，可继续进食，喂奶结束后给予患儿轻拍背部及减少呕吐的情况。

（2）新生儿由于身体功能尚未发育完善，因此出院后随时观察患儿的精神反应、面色、呼吸，如有异常及时到门诊就诊。

（3）向患儿家属介绍有关的医学知识，减轻患儿家属的恐惧心理，取得家属理解和配合，定期门诊随访。

第七章 护理管理

第一节 现代护理管理学概述

一、护理管理的概念与内容

护理管理是以提高护理质量和工作效率为主要目的的活动过程。世界卫生组织（WHO）指出“护理管理是为了提高人们的健康水平，系统地利用护士的潜在能力和有关其他人员、设备及社会活动的过程”。换言之，医院护理管理就是研究医院护理工作的特点，找出其规律性，对护理工作的诸要素，如人员、技术、设备、信息等进行科学的计划、组织、控制、协调，从而使护理系统达到最优运转，放大系统的效能，为病人提供最优的护理。

护理管理的内容可分为行政管理、业务管理和教育管理三个部分。护理行政管理指的是护理的组织机构为达到其既定的目的，制定完备而周密的工作计划与方案，配合适当的人、财、物所建立的合理化组织，用有效的领导方式、正确而积极的激励方法推行工作，征求各单位、人员之间的协调与意见的沟通，并通过时间及空间的运用，不断评估和改善管理手段和方法，圆满地实现护理组织的总目标，给病人以高品质的护理。简言之，护理行政管理是有关护理的组织形式，人员、物资、设备的合理分配与使用，国家卫生工作方针在本单位的贯彻等。业务管理是指为保持和提高护理工作效率和质量而进行的业务技术管理活动，包括护理规章制度、技术规范、质量标准的制定、执行和控制，新业务、新技术的开展和推广，护理科研的组织领导等。教育管理是指为提高各级护理人员的素质与业务水平而采取的培训活动的管理过程，包括护生的教学安排、新护士的岗前培训，以及在职护士的培训提高等。

二、护理管理的特点

护理管理作为护理专业领域的一种管理活动，除了具有管理的二重性、目的性、人本性、综合性、创新性、科学性与艺术性外，还具有自身的特点，即护理管理要适应护理学科发展的需要。

护理学已发展成为一门独立的学科。护理工作与医疗的关系已从原来的从属于医疗，逐渐转变为交流-协作-互补型关系；护理工作的内容已从原来的单纯执行医嘱扩大为既要协助医生进行诊断、治疗，又要独立诊断和处理人们对现存的或潜在的健康问题的反应；护理工作的模式已由功能型护理发展成为以病人为中心的整体护理；护理工作范围已由医院扩展到社会等。护理学科发展导致的种种变化，都要求护理管理者在管理工作中加以适应，例如，如何培养和保持护士的素质使之适应护士角色日益多元化的要求；在整体护理模式中应如何配备人员，建立何种组织形式，制定怎样的质量监控标准；如何确保护理工作的科学性、连续性、服务性的统一；如何在护理管理活动中体现护理专业的独立性；如何协调好医院各部门的关系使护理工作顺利运行等。总之，护理管理只有适应了护理学科的特点，才能有效发挥作用，成为推动护理学科发展的动力。

三、现代护理管理学及研究对象

现代护理管理学是在总结护理管理发展历史经验的基础上，综合运用现代社会科学、自然科学和技术科学的理论和方法，研究现代条件下护理管理活动的基本规律和一般方法的科学。它既是现代医院管理学的分支学科，又是现代护理学的一个分支。

护理管理活动的范围很广，涉及护理领域的所有内容。因此，护理管理学研究的是护理领域内护理管理活动的基本规律和一般方法。找出现代护理管理活动的有关规律，是一个复杂的综合过程，它既要总结国内外护理管理经验，又要分析现实情况，同时要综合运用管理学的一般原理与方法及现代科学技术提供的先进手段，研究和应用现代护理管理学，有助于提高整个护理管理队伍的素质和科学管理水平，改善护理管理的现状和提高护理工作的效率和质量，推动护理学科的发展。

四、现代护理管理学的学科体系

在总结国内外护理管理实践的基础上，现代护理管理学的学科体系应包括管理理论篇、管理方法篇及管理实践篇三部分。管理理论篇主要研究管理科学的一般原理、护理管理学的基本理论问题及护理管理学科的发展趋势；管理方法篇主要研究护理管理活动中的常用方法与技术、护理领导艺术以及护理管理中如何有机运用各种相关学科的理论；管理实践篇主要研究护理管理中相互联系又相互区别的各专业管理，包括护理组织管理、护理人才管理、护理技术管理、护理质量管理等。

第二节　管理理论在护理管理中的应用

一、中国古代的管理思想

人类进行有效的管理实践至少有数千年的历史，在这漫长的历史岁月中，中国古代形成了十分宝贵的管理思想，许多西方学者十分重视研究和汲取。这里介绍一些具有代表性和现实意义的管理思想。

（1）社会管理思想：例如，《论语》《管子》中有“君子不器”即上层官吏不应该陷于具体事务；家思想中有“君君、臣臣、父父、子子”的思想，表明君臣各自的地位和层次与各自的职责和任务；还如“在其位，谋其政”“恪尽职守”“其身正，不令而行；其身不正，虽令不从”等思想，说明上级素质对下级行为的影响。

（2）系统管理思想：始建于公元前 200 多年被誉为世界奇迹的万里长城，其建筑和管理的整个构思都充分体现了系统管理的思想；再如，战国时期的都江堰水利枢纽工程，巧妙地利用了地形、地势等地质条件，融灌溉、蓄水、泄洪、排沙于一体。这一工程堪称系统思想的典范。

（3）战略管理思想：孙武的《孙子兵法》被推崇为中外的“兵学圣典”，直到今天，仍备受推崇，成为国外许多企业培养管理人才的必修课程。

（4）用人思想：有“知人善任”“水能载舟、亦能覆舟”等思想。

虽然中国早期的管理思想萌芽较早，甚至在某些方面的运用堪称典范，但由于缺乏系统地阐述，没有形成管理的科学理论。

二、西方管理理论及其在护理管理中的应用

西方管理理论的发展按时间可以划分为三个阶段：古典管理学阶段（19世纪末至20世纪30年代）、行为科学阶段（1940—1960年）和科学管理阶段（1960年之后）。

（一）古典管理理论

1.科学管理理论

（1）概述：科学管理理论的创始人泰勒出生于美国的一个中产阶级家庭，早年考入哈佛学院，后因病18岁弃学从工。他在工作中深入了解了当时工业界存在突出的劳动生产率低下的问题，遂进行了著名的“搬运生铁块试验”和“铁锹试验”。他首次提出了科学管理的概念，并致力于研究科学管理的理论和方法，1911年出版《科学管理原理》一书，这标志着科学管理理论的形成，因此被公认为“科学管理之父”。

（2）主要内容：科学管理理论的基本出发点是提高劳动生产效率，其主要内容是：①通过分析操作步骤，找出最节约时间的操作方法，使工作方法、劳动工具、工作环境标准化。②经过测定，确定合理的工作量。③挑选和培训工人，使之迅速掌握标准工作方法，以达到提高工作效率的目的。④实行差别工资制，刺激工人主动提高生产率。⑤实行职能工长制。工长即专业管理人员，主要从事计划管理工作，发挥监督、指导作用，工人主要是执行工作。泰勒还强调劳资双方要密切协作，曾经是泰勒助手的甘特提出较级差计件工资制更优越的“计件奖励工作制”，以工作安全感激励工人工作，这些制度在美国实行取得了极大成功。后来卡尔·乔治巴斯和吉尔布雷斯夫妇完善和发展了科学管理理论。

该理论的优点是重视作业面的管理，强调分工与合作，极大地促进了生产；缺点是忽视了人的积极性，视工人为“经济人”。

（3）在护理管理中的应用：①在护理分工方式上，早期实行了功能制护理，护理人员按工作内容分工，流水作业，以节省时间，减少人力，提高工作效率。②在护理技术操作方面，进行动作和时间的研究，制定了护理技术的操作标准和时间要求，并以此来考核护理人员的技术水平，延续至今的典型活动是护理技术操作的比武。③在质量控制方面，全

国推行标准化的管理等。可以说，科学管理理论对护理管理实践产生了深刻的影响。

2.管理过程理论

（1）概述：法国人法约尔是与泰勒同时代的人物。与泰勒不同，法约尔一开始就参加了管理企业的最高决策层，而后担任了企业的最高领导人。法约尔对组织管理进行了系统的、独创的研究，特别是关于管理组织和管理过程的职能划分理论。1925 年出版了《工业管理与一般管理》，该书阐述了他的管理过程理论，这对于后来管理理论的研究影响深远，后人把他称为“管理过程之父”。

（2）主要内容

1）管理职能：任何企业都有六种不同的基本活动：管理活动、技术活动、商品活动、财务活动、安全活动、会计活动。管理活动是其中之一，包含五种职能：计划、组织、指挥、协调、控制。

2）14 条一般管理原则：①分工。②职权与职责相适应。③纪律严明。④统一指挥。⑤统一领导。⑥个人利益服从集体利益；报酬要公平。⑦权力集中。⑧等级链明确。⑨秩序。⑩指组织内的成员“人皆有位，人称其职”。⑪公正。⑫人员任用期稳定。⑬鼓励首创精神。⑭倡导集体精神。法约尔强调这 14 条原则适用于所有事业的管理，但是在管理中它不是绝对和死板的东西，它要求智慧、经验判断和注意尺度。

（3）在护理管理上的应用：①强调护理管理者必须承担各项工作的计划、组织、指挥、协调和控制等事宜。②医院设立正式的护理管理组织系统，明确职责，分别设主管人员、护理部主任为最高护理主管，中层为科护士长，基层为护士长。③权力与职责对等，并进行分工。④护理部及各个单位强调奖罚分明，注意留任措施，还要注意培育护理人员的创造精神和团队精神。

3.行政组织理论

（1）概述：韦伯是德国著名社会学家，是与泰勒和法约尔同时代的人物。他是一位近代史上对广泛社会领域（法学、经济学、政治历史学和宗教学）都有浓厚兴趣和建树的学者。他着重于组织理论的研究，提出了“理想的行政组织体系”理论。这集中在他的代表作《社会组织和经济组织理论》一书中。

（2）主要内容：韦伯认为行政机构的组织是对人群进行控制的最理想手段，理想的行政体系具有以下几方面特点：①明确的组织分工。即每一职位都有规定的权利和义务。②自上而下的等级体系。即职权应按照等级原则建立指挥系统。③合理地任用人员。即任用人员完全要通过职务的要求经过考核和教育训练来实行。④建立职业的管理人员制度。即管理人员应有固定的薪金和文明规定的升迁制度，并作为一种职业人员去对待。⑤建立严格的，不受各种因素影响的规则和纪律。⑥建立理性的行动准则。即人与人之间的关系只有职位的区别不应受个人情感的影响。人与人之间应具有一种不偏不倚的态度。

（3）在护理管理的应用：①护理部采用层级结构的方式，每一层次分工明确，职责与权力相对应。②奖罚处理有明文规定的程序。③晋升除了考虑学历、经历外，还参考工作表现和奖罚记录。

（二）行为科学管理理论

行为科学产生于20世纪20年代，正式形成一门学科是在20世纪40年代末到50年代初。行为科学的发展可以分为前后两个阶段，前期为人际关系学说，后期为行为科学。这里主要介绍人际关系学说、人性理论和群体力学理论。

1.人际关系学说

梅奥原籍澳大利亚，后移居美国，成为哈佛大学的教授。20世纪30年代梅奥等人在芝加哥附近的西方电气公司进行了历时8年的“霍桑实验”。该实验分别研究照明、工作条件、访谈试验和计件奖金对生产效率的影响。其中一项研究用3年时间对2万名职工进行访谈，以了解工人对工作环境、监工和公司当局的看法和意见，并研究这些看法和意见对生产效率的影响，结果显示通过访谈，工人发泄了心中的闷气，对生产的感觉发生了变化，从而提高了产量。

其他实验：照明度、工作条件变换、物质条件变换对产生效率的影响被推翻。梅奥等人发现，决定工作效率最重要的不是工作条件和奖励性计件工资，而是人际关系和安全感，于是梅奥在1933年出版了《工业文明中人的问题》，推出了人际关系学说。

人际关系学说的主要内容：①人是“社会人”，不仅仅是“经济人”，其工作态度受情绪、心理社会等多因素的影响。②劳动效率主要取决于职工的积极性，取决于人际关系。③除正式组织外，职工中还存在非正式小群体，这种无形的组织更能影响职工的情绪，有时甚至左右职工的行为。④科学的领导者应善于沟通与倾听，尽可能满足职工的需求，提高其满足感。

2.人性理论——X 理论与 Y 理论

X 理论与 Y 理论是关于人性问题的理论，由美国麻省理工学院教授麦格雷戈于 1957 年提出，1960 年发表在《企业的人性方面》一书中。

X 理论基本上是一种关于人性消极的观点，该理论认为人是懒惰的，不喜欢工作，总想逃避责任，在严密监督下才能有效地工作。因此，管理人员需要严格监督和管理。而 Y 理论是一种人性积极的观点，该理论认为人是喜欢工作的，是负责任的，有潜力的，能够自我控制、自我管理，可发挥出较强的领导力、想象力、创造力去解决问题。因此，管理人员不需要严格监督和管理，创造更多的机会让员工自我管理。

但是，在实际管理工作中哪一种理论都不能很好地解决所有问题，而应当根据员工的特点，综合运用上述两种理论。

3.群体力学理论

这个理论最早由德国心理学家库尔特·卢因在 1944 年提出的，重点研究组织的群体行为。群体力学理论的主要内容：①群体是一种非正式组织，是处于平衡状态的一种“力场”。②群体行为就是各种相互影响力的结合，这种“力场”可修正个人的行为。③群体的内聚力，即群体对员工的吸引程度，可以用每个成员对群体忠诚、责任感、对外攻击的防御、友谊等态度来说明。该理论还对群体的目标、群体的结构、群体的领导方式等问题进行了广泛的研究。

综上所述，行为组织科学理论认为生产效率不仅受物理的、生理因素的影响，而且受社会、心理因素的影响。要保证生产和工作的成效，单纯靠物质的、技术的、金钱的作用是片面的，还必须重视社会条件、动机、人性、人际关系和领导方式等多因素的作用。

4.行为科学理论在护理管理中的应用

（1）在护理管理中全面贯彻以人为本的护理和管理。

（2）强调护理管理者要与护理人员和有关医务人员建立良好的人际关系；采取各种激励措施，注意保护和调动护理人员的积极性。

（3）护理管理者要丰富工作内容，使工作绩效与晋级和奖金挂钩，以提高工作的兴趣和责任感。

（三）现代管理丛林

现代管理理论是20世纪50年代后发展起来的一个知识体系，美国管理学家孔茨1980年把现代管理理论描述为“丛林”。

1.现代管理丛林的主要学派

（1）社会系统学派：这个学派是以美国人巴纳德为代表提出的理论，其主要思想是：社会的各级组织均是一个协作系统。协作系统是由组织系统、物质系统、人的系统及社会系统构成的整体。管理人员是协作系统中互相联系的中心，通过他们的协调维持组织的正常运转。

（2）决策理论学派：这个学派是以社会系统学派为基础，吸收行为科学、系统理论、运筹学和计算机程序等学派内容发展起来的。该学派的代表人物是西蒙，他于1976年获诺贝尔经济学奖，代表作是《管理决策新科学》，其基本观点是：“决策贯穿管理的整个过程，管理就是决策，管理人员的中心任务就是决策。决策的准则是以令人满意代替最优化的原则。”

（3）系统管理学派：20世纪60年代，系统管理学派在西方盛行，其代表人物是卡斯特和罗森茨韦克等人。该理论学派的主要观点是：①用系统的观点来指导管理实践，把一般系统论同管理结合起来，能产生有效的管理。②任何组织都是一个开放系统，同时是另一个系统的子系统，是由许多相互联系、相互作用的要素构成。③组织作为一个系统，与环境相互作用、相互影响。④组织具有信息反馈网络，能够不断地进行自我调节，维持动态平衡状态。因此，管理者在实践中要注意从整体的角度来认识问题，防止片面性。

（4）经验主义学派（案例学派）：这个学派是以美国的德鲁克和戴尔为首提出来的。其基本思想是：有关企业管理的理论应该从企业管理的实际出发，特别是以大企业管理经验为主要研究对象，加以概括和理论化，然后传授给管理人员。德鲁克说："管理学就是研究管理的经验。通过研究管理中的成功和失败，来理解管理中存在的问题，学会进行有效地管理。"

（5）权变理论学派：20 世纪 70 年代西方管理界出现并形成了所谓的权变理论学派。其代表人物是伍德沃德、菲德勒，其基本思想为：没有一成不变的、普遍适用的、最好的管理理论和方法。管理必须随着组织所存在的内外环境的变化而随机应变。该理论强调很难找到适合所有情况的最佳管理方式，管理者要针对组织情形和不同的人和事，采取不同的管理方式。

（6）科学管理学派：该学派又称管理中的数量学派，是在近年来发展起来的。这个学派把自然科学和技术科学的最新成果广泛地运用到管理上来，形成了一系列新的组织管理方法和组织管理技术，把管理纳入了科学的轨道，提高到一个前所未有的水平。该学派运用运筹学、系统工程和电子计算机等当代技术手段定量地研究管理问题，为管理决策求出最优的数学解，以实现管理的目标。

2.现代管理理论在护理管理中的应用

现代管理理论对护理管理产生着巨大的影响。目前在护理管理的实践中，特别强调用系统的方法和权变的方法来指导护理工作；强调人性化的管理，尽量满足人员的需要，改善工作条件和待遇；强调护理人员参与管理和自我管理；强调护理决策的民主化与科学化；强调及时准确的信息反馈和电子计算机在管理上的应用。

第三节　沟通在护理管理中的应用

组织沟通是管理活动的重要组成部分。沟通对于组织的重要性，如同血液循环对人体的重要性。有效的沟通有助于激励人们完成任务，提高对工作的满意度；有助于人们更好地理解自己的工作，更深刻地感受到自己的行动与组织整体任务的密切联系；有助于建立和改善人际关系。因此，沟通能力已成为衡量领导者水平的重要尺度之一。

一、沟通概述

沟通是指可理解的信息在两个或两个以上人群中传递或交换的过程。沟通关键在于使沟通双方能够在适当的时候，将适当的信息，用适当的方法，传递给适当的人，从而形成一个健全、迅速和有效的信息传递系统。正确理解沟通的定义，需把握以下几点：①沟通是意义的传递。②有效的沟通是双方能准确理解信息的含义。③沟通是一个双向、互动的反馈和理解过程。在很大程度上，组织的管理工作都和沟通有关。在组织内部，有员工之间的交流、员工与部门之间的交流、部门之间的交流；在组织外部，有组织与顾客之间的交流、组织之间的交流。

二、组织沟通的形式、作用

（一）组织沟通的形式

（1）正式沟通：正式沟通是指通过组织明文规定的渠道进行的与工作相关的信息传递和交流，它与组织的结构息息相关。如组织中上级的命令指示逐级向下传达，下级的情况逐级向上报告，以及组织内部规定的会议、汇报、请示、报告制度等。

正式沟通的优点是效果较好，比较严肃，有较强的约束力，易于保密，可以使信息沟通保持权威性。重要和权威的信息都应当采用这种沟通方式。其缺点是：由于依靠组织系统层层传递，速度较慢，比较刻板，不够灵活。因此，组织为顺利进行工作，必须依赖非正式沟通以补充正式沟通的不足。组织中的许多沟通属于混合式沟通，如员工会议、换班前的总结、电子信件、绩效评估等。

（2）非正式沟通：非正式沟通是正式沟通之外的信息交流和传递，它以社会关系为基础，是与组织内部明确的规章制度无关的沟通方式。它不受组织的监督，自由选择沟通渠道，如朋友聚会，团体成员私下交换看法，传播的谣言和小道消息等。

非正式沟通的优点是沟通方便、内容广泛、方式灵活、速度快，而且由于在这种沟通中比较容易表露思想、情绪和动机，因而能提供一些正式沟通中难以获得的信息。它的重要作用表现在：①可以满足职工情感方面的需要。②可以弥补正式渠道的不足，管理者为了某些特殊的目的，往往不便通过正式渠道传播信息，此时非正式渠道便发挥其作用。③可以了解职工真实的心理倾向与需要：通过正式渠道，员工心中存在戒备，不便于透露真实的想法，而通过非正式渠道，便可以在很大程度上克服这个问题。④可以减轻管理者的沟通压力；可以防止管理者滥用正式渠道，有效防止正式沟通中的信息“过滤”现象。

非正式沟通的缺点主要是信息的真实性和可靠性欠缺，有时甚至歪曲事实。

（二）组织沟通的作用

（1）联系与协调：沟通是员工之间、部门之间联系与协调的基本途径和方法，有效地沟通可使组织内部与外部各要素之间协调一致，形成一个有机整体。

（2）激励：沟通是领导者激励下属，实现领导职能的基本途径。一方面，领导者调动员工积极性的基础是了解职工的需求，必须通过沟通来实现。另一方面，人不仅有物质上的需求，而且有更高的精神上的需求，实施有效沟通，可使员工自由地与领导者交流，谈论自己的看法、建议，最大限度地满足员工自我实现的需求，从而激发他们的积极性和创造性。

（3）改善人际关系：组织的各个部门都必须及时地将相关的业务信息传递到相应的部门，同时会接收到相应的信息，员工之间的交流也有助于满足员工的心理需要，改善人际关系，使员工产生强烈的归属感。

（4）创新：沟通是组织创新的重要来源。有效的沟通机制能使组织中上下层次实现有效沟通，使管理者迅速发现问题，从而获得大量的宝贵建议，员工的参与是组织创新的巨大动力。管理人员和专家间的良好沟通是创新的另外一个源泉，在沟通过程中，沟通者相互启发、相互讨论、共同思考，往往能迸发出新的创意。

（5）控制：有效控制的前提是信息的获取，信息沟通为控制提供了基本前提和改善控制的途径，同时沟通信息的及时性与可靠性成为影响沟通效果的重要因素。

三、沟通在护理管理中的应用

在护理工作中，各项工作几乎都涉及沟通。例如，交接班时的口头沟通和书面沟通，与患者及其家属的会谈。医务人员之间的沟通，以及管理工作的谈话、会议等。有效沟通对于完成各项护理工作任务、提高护理工作质量、提高管理效率、减少医疗纠纷等都有非常重要的作用。对于护理管理者来说，要经常与各级护理人员进行谈话、训导或定期召开护士长会议，因此，这里重点从管理的角度，介绍谈话、训导和会议的技巧。

（一）谈话的技巧

管理者近距离与人谈话，远比文件、命令、通知的效果要好，明智的管理者十分注重与人交谈。谈话的本质既是人际交往，又是一种信息交流，具有很强的感情色彩。能否正确掌握和充分运用谈话的技巧，对管理者能否有效地进行科学管理至关重要。

实施有效谈话，需要反复训练、实践才能获得。

（1）做好谈话计划：一是要确立谈话的主题；二是时间和地点的安排；三是发出合适的邀请；四是充分了解被邀谈话者的性格、态度、气质、经历、文化及对这次谈话的可能反应等。

（2）善于激发下级的谈话愿望：管理者需注意态度、方式、语调等，并开诚布公，使下属愿意谈出自己的内心愿望。

（3）善于启发下属讲真话实话：真诚地、及时地、慷慨地赞美下属；讲究策略，顾全面子，间接批评下属；面对分歧，正确对待，巧妙地拒绝，勇敢地道歉，力争双方满意。

（4）掌握发问技巧，善于抓住重要问题：首先要为发问创造良好的气氛，建立彼此间的融洽关系，其次要多提开放性、引导性的问题，尽量避免提出诱导性、歧视性的问题。善于将谈话集中在主要内容及急于解决的问题上。

（5）善于运用倾听的技巧：集中精力沟通并不容易，许多管理者和护理人员需要改进倾听的技巧。

（二）训导的技巧

训导是指管理者为了强化组织规章制度，规范下属的态度、语言和行为，对下属所进行的教育活动。需要训导的问题包括违反规章制度、不良的态度和行为、工作不认真、不谨慎导致工作缺陷等。实践证明，这是不可缺少的管理方法，这对于纠正护理人员的不良行为，帮助其成长十分重要。

有效训导的方法：

（1）以平等、客观、严肃的态度面对下属：控制自己的情绪行为，不能以开玩笑的方式指出问题。

（2）具体指明问题所在：批评应有事实依据，指明违规日期、时间、地点、次数、事实行为，用准确的语言界定过失及其后果。

（3）批评对事不对人，不能损害下属的尊严和人格。

（4）允许下属表达自己对问题的看法和理解。

（5）控制讨论：实施训导时，违规者利用一切机会为自己开脱或干扰训导。因此，对下属从自己角度出发陈述事实时，必须进行控制。

（6）对今后如何防范错误提出建议，达成共识。

（7）对于反复发生的错误，逐步加重处罚。

（三）组织会议的技巧

在护理管理中，护理部主任定期召开护士长会议，一般每周一次；护士长定期召开本病区护理人员的会议，以及病人和陪护人会议等。这些会议均属于正式的管理沟通，是实现管理不可缺少的环节。但是，如何有效地召开会议应是管理者熟悉内容。

一般来说，会议的主要目的是交流信息、给予指导、解决问题、做出决策。要使会议达到预期的效果，应把握以下四个环节。

（1）做好会议的计划工作：明确会议的必要性，确定会议议题，安排会议议程，确定会议成员，安排人员时间，选择会议地点，准备会议资料，合理安排与会人员的食、住、行、购、娱、医等。

（2）善于主持会议：主持会议要领包括两个方面：一是处理好议题，即会议的主题、中心；二是应付好与会者，使之达到目标。具体要把握四个要点：①紧扣议题：会议开始时，主持者要简明扼要地说明会议的目的、议题、议程和要求，以便使与会者消除在会议初始时思绪混乱的状态，把注意力集中到会议的议题上来。开场白要限制在1min左右，讲话要简短、明快、富含信息，指出议题的重要性和议题的迫切性，提示达成决议将产生的影响，估量会议的价值，表明大家只要通力合作一定能成功。②激发思维：主持者在会议上的讲话要有针对性，语言要风趣、幽默、生动有力，激发与会者的思维，唤起他们的联想，产生共鸣。③引导合作：分歧的讨论或争论是产生成熟见解的基础。但是，主持者应强调合作，不强调分歧，应利用各种机会指出集体智慧大于个人智慧，一个好的方案的产生离不开合作。④恪守时间：保证准时开会、准时散会，这是主持人的威信、魄力和责任所在。

（3）做好会议的组织协调：会议的组织协调要遵循以下原则：①明确的目的性。②及时的应变性。③果断的决策性。④适当的灵活性。

（4）做好会议总结与会后工作：会议结束时，尽量作出结论并作出解释。会后应做好：①整理会议记录或纪要。②报道会议消息，宣传会议精神。③对会议的执行情况进行监督与检查。

纵观会议的组织过程，可以从反面概括一下会议组织的注意事项，简称为“会议十不”：①不开可开可不开的会。②不开没有准备的会。③不开没有明确议题的会。④不开议题过多没有中心议题的会。⑤不开无关人员参加的会。⑥不开迟到和无故延长的会。⑦不开离题发言和重复性发言的会。⑧不开“一言堂”的会。⑨不开议而不决的会。⑩不开决而不行的会。

第四节　领导理论及在护理管理中的应用

一、领导作风理论

领导作风就是领导者进行活动时对待下属态度行为的表现。领导的基本作风大体上有三种类型：专权型领导、民主参与型领导和自由放任型领导。

（1）专权型：又叫作命令型、权威型、独裁型领导方式，是指领导者个人决定一切，布置下属执行。其特点是：权力定位于领导者，很少听取下属的意见。适用于紧急情况及缺乏决策能力的群体。

（2）民主参与型：是指领导者发动下属讨论，共同商量，集思广益，然后决策，要求每个人尽其所能，各施其长，分工合作。其特点是权力定位于群体，下属在一定范围内可以决定自己的工作方法和内容，有一定的自主权。适用于知识、技能比较成熟，能参与决策的群体。例如，护理部对护士长的领导、制订工作计划以及进行重大决策时，就可采用这种方式。

（3）自由放任型：是指领导者给予每个成员高度的自主权，只对下属提出工作目标，但对下属完成任务各个阶段的活动不加干涉，除非下属要求，不做主动的指导。该领导方式的特点是：权力定位于成员，领导很少运用权力。适用于知识、技能成熟，能制定决策、执行任务、自我指挥与控制的少数专业人员，例如，微软公司的研究开发组就采用这种方式。护理领导者对于护理研究与开发人员可以采用这种领导方式。选择何种领导方式应因人、因事、因地、因时而异，在实际管理工作中，三种单纯的领导方式并不多见，多数为混合型领导方式。

二、领导生命周期理论

领导生命周期理论又称情景领导理论，这是一个重视下属的理论，它把研究的重点放在被领导者与领导方式之间的关系上，认为最有效的领导风格应随着员工“成熟度”的变化而变化。成熟度是指个体完成某一项具体任务的能力和某一种意愿的程度。成熟度包括两个要素：工作成熟度和心理成熟度。工作成熟度是指一个人从事工作所具备的知识和技术水平。心理成熟度是指一个人从事工作的动机和意愿。下属的成熟度是决定领导风格有效性的重要变量，科学的领导就是依据下属的成熟度水平选择正确的领导风格。

领导生命周期理论认为，随着下属由不成熟走向成熟，领导的行为应按以下程序逐步推移：高工作与低关系→高工作与高关系→低工作与高关系→低工作与低关系。领导生命周期理论根据下属的成熟度，工作行为与领导行为构成了四个阶段。

（1）高工作、低关系：领导者对不成熟的下属采取指令性工作，并加以指导、督促、检查，例如刚从护校毕业的护士，缺乏工作经验，护理领导者就要以指导、督促、检查为主。

（2）高工作、高关系：领导者对初步成熟的下属给予说明、指导和检查；除安排工作外，还必须重视对下属的信任和尊重，增加关系行为的分量。例如，对于从事护理工作 3～5 年的护士，她们有了一定的工作经验，护理领导者既要给予一定的信任和尊重，又要指导和检查。

（3）低工作、高关系：领导者对比较成熟的下属，要与其共同决策，采取适当授权，参与管理的方式。例如护师一级的人员已具有丰富的工作经验，对于她们的领导，可以适当授权，让其参与管理。

（4）低工作、低关系：领导者对成熟的下属，采取高度信任、充分授权，提供极少的指导与支持，使下属人尽其才，才尽其用。例如对护士长、主管护师以上的人员，可给予高度信任，充分授权。

生命周期理论告诉我们，在实际工作中，领导者要不断地评估下属的工作和心理成熟度，根据他们的实际情况，确定有效的领导方式。有效的领导者应当是先观察，后领导。

三、领导工作的原理和要求

（一）领导工作的基本原理

（1）指明目标原理：让全体成员充分理解组织的目标和任务，是领导工作的重要组成部分。这一工作越有效，就越能使组织成员了解其组织的目标，明确自己的职责，并为实现组织目标作出自己的贡献；同时，能更好地满足组织成员的个人需求。

（2）协调目标原理：个人目标与组织目标协调一致，人们的行为就会趋向统一，从而实现组织目标并取得成效。

（3）命令一致性原理：领导者在实现目标过程中下达的命令越一致，个人在执行命令中发生的矛盾就越小，就越易于实现组织目标。

（4）直接管理原理：上级与下级的直接接触越多，所掌握的各种情况就会越准确，从而使领导工作更加有效。

（5）沟通联络原理：上级与下级之间及时、准确、有效地沟通联络，整个组织就成为一个真正的整体。通过沟通联络，领导者向全体成员包括环境施加个人影响力，促使目标得以实现。

（6）激励原理：上级越是能够了解下级的需求和愿望并给予合理满足，就越能够调动下级的积极性，使之能为实现组织目标自觉地作出贡献。

（二）领导工作的要求

（1）不断鼓舞下属的士气：作为领导者，一方面要有实现目标的坚定信念，坚持不懈的精神和百折不挠的意志，并把自己的信念、精神和意志体现在行为上，从而对组织中全体成员产生强大的影响力。另一方面要经常反复地向下属宣传，帮助他们不断理解组织目标，激发下级的热情、忠诚和信心，即使面临极端困难，他们也会始终全心全意地支持所信赖的领导的各项工作。

（2）了解人们的工作期望：领导者应不断设计和维持一个良好的集体形象和环境，引导和促使人们对激励因素发生兴趣，使其发挥最好的作用。

（3）注意社会环境对人的影响：人们在组织中工作，希望有一个交际、交谈、友好的社会环境。为下属创造一个良好的工作交流与沟通的社会环境是领导者的基本职责。

（4）进行合理安排：领导应设法创造一种内部环境，以促使下属全力以赴地工作。最好的方法是根据下属的能力和才智，给予他们相对艰巨的任务，经过努力能够完成，以发挥其潜能，增长其才干。

第五节　护理技术管理概述

一、护理技术管理的概念与意义

护理技术管理是指根据护理技术工作的特点和规律对技术工作和建设进行计划、组织、协调和控制，达到准确、及时、安全、有效，不断提高效益和技术水平的活动过程。护理业务技术管理是护理管理的重要内容，加强护理技术管理对提高工作效率和护理质量，确保护理安全，满足病人的需要具有十分重要的意义。

（1）加强护理技术管理，是护理科学技术发展的需要。现代科学技术成果在医疗领域的广泛应用以及护理科学技术的进步，对护理技术管理工作的要求越来越高。不仅要求护理人员本身要不断提高护理技术水平，而且要不断提高护理技术管理水平。为此，应遵循护理学科发展规律和护理对象的要求，一方面要积极组织护理技术的改进、开发和引进，不断推动护理科学技术的进步；另一方面还要加强对护理技术活动全过程各个环节的管理，以保证护理技术安全、有效地服务于人类健康。

（2）加强护理技术管理，是提高护理技术效益的需要。护理科学技术是护理人员为病人服务的基本手段。护理效果取决于护理技术作用的发挥程度，技术作用发挥得越好，护理效果也就越好。技术作用的发挥离不开科学地管理。如果管理混乱，再先进的技术也难以发挥作用。因此，要使护理科学技术的作用得到充分发挥，不断提高技术效益，就需要进行大量的细致的组织管理工作。

（3）加强护理技术管理，是维持正常医疗秩序的需要。现代医院医伤治病的一个重要特点是诊疗手段多，使用的技术复杂，其中大部分都由护理人员实施，难度大、要求高，如监护仪、呼吸机的使用、气管切开病人呼吸道的护理等，如果缺乏强有力的管理，就容易发生工作忙、乱现象，影响护理、治疗的顺利进行。因此，应通过建立工作程序、制定技术规范等措施，加强管理，以保证护理、治疗工作忙而有序。

（4）加强护理技术管理，是提高护理质量的需要。护理质量是技术效果的反映和体现，管理则是技术取得好的效果的保证。有先进的技术，如果没有科学地管理，也不可能取得好的技术效果，护理质量也就没有保证。管理出效率，管理出质量，这是被实践证明了的。因此，在护理服务过程中，要想取得好的技术效果，达到高质量的目的，就必须抓好护理技术管理。

（5）加强护理技术管理，是促进科室间协作的基础。现代医学科学的特点是专业分工越来越细，护理技术活动跨学科、跨部门的技术问题越来越多，对技术协作的要求也越来越高。如抢救多发性创伤患者，就必须取得临床各相关科室、辅诊科室乃至全院各部门的支持和协作；而预防医院感染，除了医生护士要注意无菌技术外，还涉及消毒供应科（室）的工作质量，以及卫生员的清洁卫生等。因此，只有加强技术管理，搞好科间技术协作，才能保证护理、治疗准确无误、协调一致地进行。

二、护理技术管理的原则

（1）以病人为中心：坚持以病人为中心，千方百计满足病人的需求，不仅是临床护理工作的基本要求，也是护理技术管理的基本原则。因此，所有的技术管理措施必须以确保各项护理业务技术准确、安全地用于病人，以减少病人不必要的痛苦为前提，以满足病人的需要为目的。

（2）以提高护理质量为目标：护理技术运用是否得当直接关系到护理的效果。先进的技术如果运用不当，不仅不能取得预期的效果，甚至可能给病人增加痛苦。因此，技术管理工作必须紧紧围绕提高护理效果展开，不断促进护理质量的提高。

（3）以基础护理技术为重点：基础护理知识和基本护理技术是护士必须具备的基本功。熟练掌握基础护理知识和基本技术是完成护理任务的保证。因此，基础护理知识和基本护理技术是护理技术管理的重点。

（4）以提高技术整体功能为前提：护理技术包括基础护理技术和专科护理技术。基础护理技术和专科护理技术虽然都是护理、治疗的手段，但各具不同的功能。基础护理技术是解决病人的一般性问题，而专科护理技术则是解决病人的特殊问题。因此，加强基础护理技术管理的同时，必须十分重视专科护理技术建设，并使两者保持均衡、协调发展，只有这样，才能充分发挥护理技术的整体功能。

（5）以开展新业务、新技术为先导：新业务、新技术不仅反映了医院的护理技术水平，而且对提高护理质量具有十分重要的作用。一个医院，新业务、新技术引进和开展得越多，表明这个医院的护理技术就越高。因此，护理技术管理应充分发挥新业务、新技术的先导作用，抓好新业务、新技术的引进和开展，促进护理科学技术的发展。

三、护理技术管理的对象

护理技术管理的对象分以下三大类。

（1）基础护理技术，如晨间护理技术、注射技术等；

（2）专科护理技术，如小儿喂养技术、球结膜下注射与球旁注射技术等；

（3）新业务、新技术。

四、护理技术管理的方法

（1）落实管理组织，加强指导和控制：首先，应根据护理技术活动的特点和规律，建立和健全护理技术管理组织体制，明确各级职权，实行分级管理，分级负责。其次，护理部应定期检查科室的技术管理情况，并帮助改进管理。护士长要坚持跟班检查护士的操作情况，及时解决技术方面存在的问题。最后，建立临床培训中心，加强培训，统一技术操作。

（2）建立并完善制度和标准：制度可约束护理人员的行为，统一的技术标准不仅为技术管理提供依据，还可避免由于人们认知不同、水平不等、要求不一造成的随意性，又便于检查和评价。制度与标准在护理技术管理中具有举足轻重的作用。因此，为保持护理技术活动的最佳秩序，争取护理技术最佳效果，应建立和完善制度和标准，实现护理技术操作和管理的标准化、规范化、程序化。

（3）加强培训管理：主要抓好三点：①建立培训制度，如规范化培训、继续教育、专科护理技术培训等制度。②制订培训计划，确定培训目标、方法，提出要求。③抓好培训措施落实，保证培训质量。

（4）建立信息传递、处理和反馈系统：信息在护理技术管理中的作用主要表现在两个方面：一是为改进管理提供依据；二是了解护理技术新进展，为引进新业务、新技术提供线索。因此，应建立信息传递、处理、反馈系统，为加强护理技术管理服务。

（5）抓好技术资料管理：护理技术资料包括护理技术规程、护理技术考核成绩记录、差错事故原因分析、开展的新业务、新技术资料等。这些资料对分析护理技术现状和改进管理，都是不可缺少的，应根据其用途分类归纳整理，妥善保管，并运用现代化的管理手段提高管理水平和效能。

第六节　基础护理技术管理

一、基础护理技术的概念与特点

基础护理技术，又称一般护理技术，是护理人员在实施护理服务过程中最常用的基本知识和基本技术。

基础护理技术有以下几方面特点：

（1）技术成熟：基础护理技术是在临床广泛应用的基础上，经过长期实践，反复锤炼而成的，有严格的操作程序和质量要求，安全、可靠。

（2）操作简单：基础护理技术的操作比较简单，无须特殊设备，护理人员容易掌握。

（3）应用广泛：基础护理技术无论是医院病人还是门诊病人，无论普通病人还是专科病人，都是不可缺少的。因此，基础护理技术应用的范围相当广泛，涉及所有的护理活动，贯穿于护理的全过程。

二、基础护理技术的分类

基础护理技术按用途分为以下两类。

（1）一般护理技术：包括病人的清洁卫生、饮食与营养、病情观察、各种注射技术、输液输血技术、消毒隔离技术、配药技术、各种标本采集等。

（2）常用的抢救技术：如给氧、吸痰、胸外心脏按压、止血包扎、骨折固定等，这些作为急救护理中常用的抢救技术，也是基础护理技术的范畴，应为各专科护理人员所掌握。

三、基础护理技术的管理

护理技术管理的原则和方法都适用于基础护理技术的管理。但在实施管理的过程中，还应根据基础护理技术的特点，着重抓好以下两点。

1.加强教育，提高认识

由于基础护理技术在护理工作中应用最经常、最广泛，如皮肤护理、病床整理、注射技术、饮食护理等，护理人员往往不重视，要求不高，只求过得去，不求过得硬。因此，应加强对护理人员的教育，不断提高对基础护理技术重要性的认识。教育应形成制度并与培训相结合，寓教于培训之中，不断提高教育效果。

2.规范基础护理技术操作

（1）制定基础护理技术操作规程：制定基础护理技术规程、规范基础护理技术操作是基础护理技术管理的基本任务，目的是使技术操作达到规范化，便于护理人员学习和管理者检查、考核、评价。制定基础护理技术规程是一项技术性很强的工作，应由经验丰富的资深护理人员组成编写小组，结合护理工作的实际水平和医院的具体情况来制定。技术操作规程一般包括操作细则、流程图和评价标准三部分。在制定这些标准时应遵循以下原则：①根据每项技术操作的目的、要求、性质和应该取得的效果，制定操作方法、步骤及注意事项。②技术操作的具体步骤，必须符合人体生理解剖及病理的特点，避免增加病人痛苦。③严格掌握清洁、消毒和无菌的原则，防止医院内感染。④各项技术操作必须有利于保证病人的安全。⑤必须有利于节省人力、物力、时间，消除无效动作，使病人舒适，符合科学性原则。⑥文字应简单、明了、有条理，便于护士掌握并在临床上推广。

1）操作细则：将每项操作的用物准备及每一步操作方法按照程序详尽地写明，使操作者看了以后，按照“细则”就可以自行练习，掌握技术规范。

2）操作流程图：根据集合概念的思维方式和逻辑推理的方法，依照操作的合理流程，编制每项操作的简易流程图，帮助护士建立良好的思维方法，清晰地记忆，有条不紊地操作。

3）评价标准：①制定每项操作的评价指标体系：依据每项操作的内容，确定A、B两级评价项目，后者是前者的分解式，每一条指标均有自己的独立评分标准，并同步建立扣分细则。②赋予评价标准的权重：评价指标体系建立后，根据各项指标的重要程度，采用层次分析法（AHP），赋予A级评价指标权重并直接赋予B级指标分值，使考核评价具有客观性、公正性、科学性。③确定整体印象分：根据护士在整体操作中表现的素质及综合能力，给予一定的分值，起到通过基础护理技术培训全面提高护士素质的导向作用。有条件的医院最好将操作规程制成录像带（或VCD盘），在培训时起到真实形象的影像教学作用。

（2）加强培训：操作规程制定后，应进行严格的训练和考核，目的是通过培训和考核使护士熟练掌握每项技术的操作规程并自觉地应用于护理工作中，实现操作规范化，提高效率和质量。培训及考核的程序有以下几方面。

①思想发动：将训练的目的、意义、方法及步骤向训练对象说明，并运用激励机制激发护理人员的积极性、主动性。

②培训骨干：进行护理部负责护士长和科室小教员的培训，以便指导科室护理人员练习。

③示范操作及组织练习：护士长或小教员按护理部统一的标准进行示范，并组织科室人员有计划地进行练习。有条件的医院应设立示教室，请技术精湛的教员进行现场技术指导。

④考核：由护理部统一组织，每项操作固定两名监考人员，每名护士每项操作都在同一考场、相同的“考官”监考下进行，这样能较好地缩小误差，保证考试成绩的可比性。为避免教室考试的弊端，一些常用的护理技术操作可以采取跟班考核。

（3）加强质量监控：为确保基础护理技术的运用效果，提高工作质量，应建立健全质量监控制度，并认真组织落实。监控的方法有定期检查、考核评价、交接班时检查、跟班检查，以及征求病人和医师的意见等，发现问题，及时采取纠正措施，提高基础护理技术效果。

参考文献

[1]许湘红，李艳容.外科疾病护理常规[M].北京：科学技术文献出版社，2018.

[2]武永芳，李鸿杰，李霞.临床实用医学诊疗与护理研究[M].汕头：汕头大学出版社，2019.

[3]李雪，耿宗友.护理[M].北京：中国协和医科大学出版社，2019.

[4]高梦颖.护理常规与护理技术[M].北京：科学技术文献出版社，2019.

[5]王丽萍.现代护理实践与护理技能[M].天津：天津科学技术出版社，2019.

[6]王晓红.基础护理与常见疾病护理[M].北京：科学技术文献出版社，2019.

[7]徐月秀.临床护理新思维[M].天津：天津科学技术出版社，2018.

[8]刘海霞.外科护理[M].北京：科学出版社，2019.

[9]狄树亭，董晓，李文利.外科护理[M].北京：中国协和医科大学出版社，2019.

[10]刘爱平，袁春霞.内科护理[M].长沙：中南大学出版社，2019.

[11]张金华.基础护理[M].郑州：郑州大学出版社，2019.

[12]周霞.基础护理与专科护理操作[M].北京：科学技术文献出版社，2019.

[13]池末珍，刘晓敏，王朝春.临床护理实践[M].武汉；湖北科学技术出版社，2018.

[14]李霞.基础护理[M].郑州；郑州大学出版社，2019.

[15]鲁昌盛.外科护理[M].长沙：中南大学出版社，2019.